JN244911

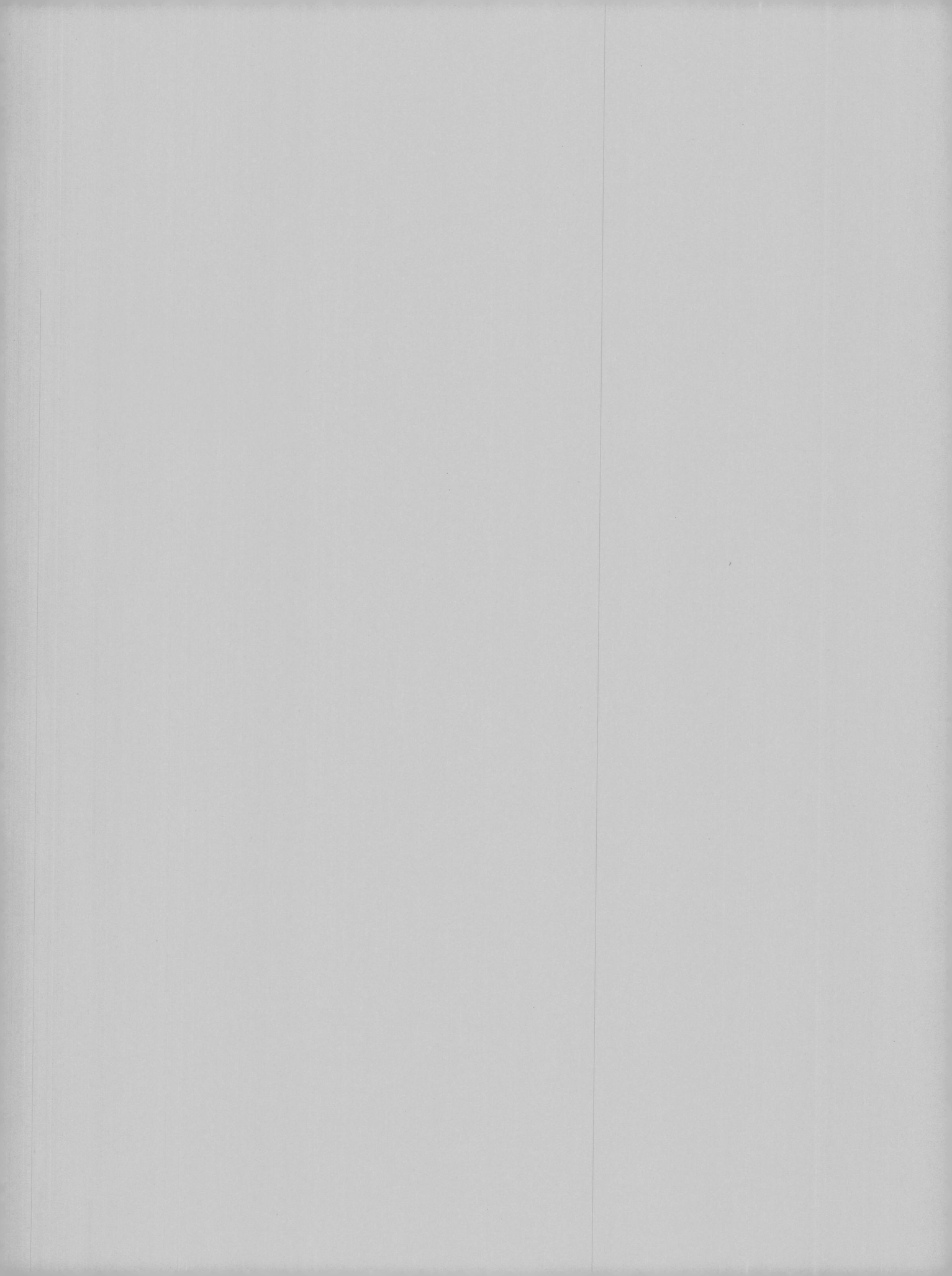

歯科衛生士
ブックレット Vol. **1**

説明のプロに聞く！
メインテナンスの重要性を
わかってもらうには!?

北折 一

クインテッセンス出版株式会社　2018

QUINTESSENCE PUBLISHING

Berlin, Barcelona, Chicago, Istanbul, London, Milan, Moscow, New Delhi, Paris, Prague, São Paulo,
Seoul, Singapore, Tokyo, Warsaw

はじめに

ずっと長い間、お役に立ちたいと思ってました。
日本人を救う「一番大事なお仕事」をしている皆さんのために。
申し訳ないですが、お医者さんなんかよりは、はるかに[注]。
そして、歯医者さんよりも、かなりな勢いで[注]。
歯科衛生士は、マジで人々の健康を守ることができる、素晴らしいお仕事です。
ぼくは、ずっと前から、完全にそう信じてます。
だからね。
もうちょっとだけ、上手にやってほしいんですよね〜。

　はじめまして。……じゃない方も多いと思いますが、元NHKで「ためしてガッテン」という番組を18年間作り続けてきた北折と申します。番組制作の傍ら、医療関係者向けに**「健康情報の伝え方」**をテーマとして、**プレゼンテーションの理論と実践テクニック**の研修を、各地でおこなってきました。対面して目を見て、「あなたのために」と話している自分の話よりも、「いい加減なネタ」も含めて、電波で大量散布されてる情報を人々が信じちゃうのはなぜなのか。本気で健康を守りたいと考えている自分の話を、ちゃんと受け入れてもらうにはどうしたらいいのか。悩んでおられる方々も多いと、研修活動を通じて知りました。

　演出のプロとしてひとことで言うならば、**「正しいことをきちんと」**伝えようとしてしまうことに問題があると、ぼくは考えています。そこらあたりの考え方を変えるのは、容易ではないかもしれませんが、結果としてどちらが人を救えるのかで考えていただけたらと思い、「月刊歯科衛生士」に、特集記事を書かせていただきました。なんか完売しちゃったそうで、ありゃまあと思ってたら、この度、ブックレットという形であらためてお届けできることになり、めちゃ喜んでいます。皆さんが**学校ではもちろんのこと、日々のお仕事の中でもなかなか学んで来られなかった、大事なこと**をお伝えしたいと思います。

いちばん、笑顔に会える仕事。
歯科衛生士のお仕事を、そんなふうに語る歯科衛生士さんがおられます。
皆さんの職業は、「人々に幸せになってもらうお仕事」、
ではありません。
「人々に幸せになってもらう…ことによって、自分も幸せになるお仕事」
なのです。
だからこそ、「もうちょっと上手に」！！
その幸せを、どうぞ存分に味わってください。

元NHK科学・環境番組部専任ディレクター　**北折　一**

CONTENTS

それが
そもそもの
間違いだ

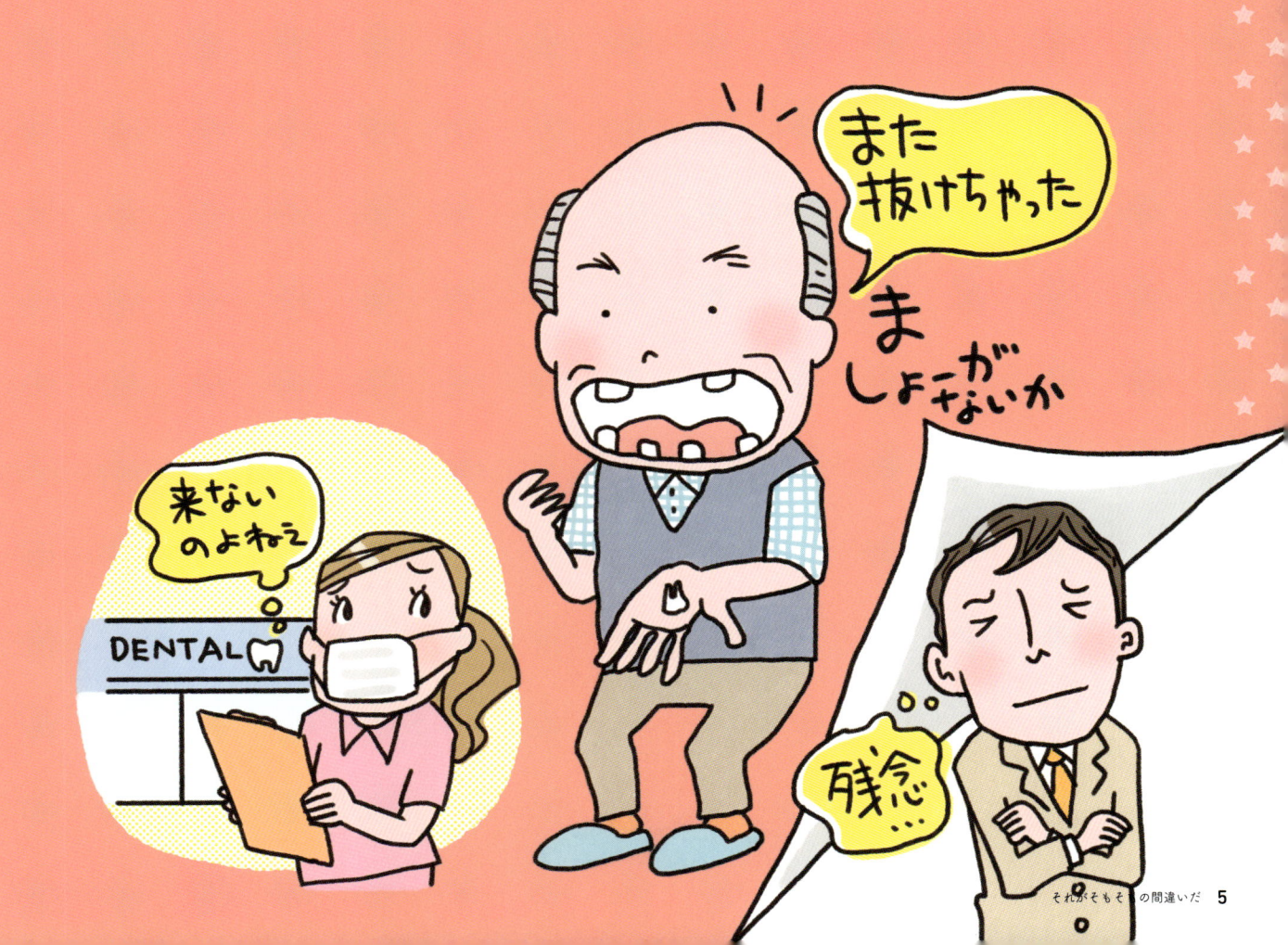

その ① 「重要性を伝えよう」と考えるから

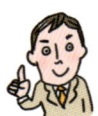 歯科衛生士の皆さま、こんにちは。歯科の**メインテナンスの重要性については、かな〜り熟知**している、北折と申します。どれくらい熟知しているかといえば、それを何度もテレビで放送しちゃうほど。そして、もう8年も前に日本歯科衛生士会の学術総会で特別講義をしちゃったほど。

……なのに‼ わかっていながらも、**またまた1年以上もメンテをすっぽかしたり**している(その前は3年行きませんでした)、ダメダメ君だったりもするのです。

このテーマを、そんなヤカラに任せちゃうこと自体が、「そもそもの間違いだ!」なんて思われるかもしれませんが、これこそが、ぼくが**最初に皆さんにお伝えしたかった**ポイントです。どゆこと?

では! いきなりですが、問題です。

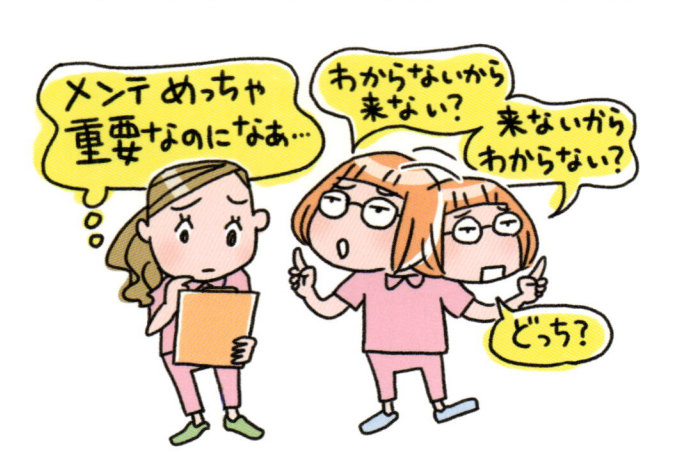

> **Q** 次の [　　　　　] に入る、もっとも適切な言葉を答えなさい。
>
> 絶対にメンテが必要な患者さんなのに、なぜか来てくれない。
> それは、[　　　　　] から。

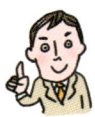 どうでしょう? 答えがひとつなら、どーしても「いかに重要か、わかってない(から)」になっちゃいますね、今回のテーマでもあるし。でも、

北折演出担当 NHK「ためしてガッテン」で放送した歯科・口腔情報一覧

① 健康な歯が抜け落ちる! 歯周病予防術
[放送日] 2000年2月2日　[視聴率] 17.2%

「歯をよく磨きましょう」的な、面白くもなんともない番組だけは、死んでも作らないの一心。「それを言わないのに磨きたくなっちゃう」を追求した。
「土台の骨が溶ける」という、当時ほとんど知られていなかった事実を、一発で印象付けるため、ガケが崩れて崩落する建物の映像を必死で探し海外から入手、オープニングで紹介。「じゃなんで溶けちゃうわけ?」をミステリー劇場風に演出し、「つぶ太(歯垢の細菌)・ヘビ造(スピロヘータ)・Mr.ハコツ(破骨細胞)」の中から、真犯人を見つけ出す展開。
もっとも気を付けた点は、「気持ち悪さ」を消すこと。口の中の画像ってだけで、一般人には十分キモいから。

② まさか私が!? 歯周病&口臭対策の落とし穴
[放送日] 2002年5月29日　[視聴率] 13.8%

「2年前にお伝えしたのに全然みがけてないのは怖さが伝わってなかったからですね?」のロジックを盾に、「あえて脅し路線」で行くことを冒頭で高らかに宣言。
ジンジバリスの「醜悪」な性質や冠動脈で見つかったその痕跡を示し、「死に至る病かも」を、これでもか! と。もちろん脅しは目的ではなく、「怖いもの見たさ」を利用してその先を見続けさせるテクとして利用。
「お得情報」として、口臭予防の秘策とセットにする形で、歯みがきの落とし穴も。

③ 現代病! ドライマウスの恐怖
[放送日] 2004年8月4日　[視聴率] 13.4%

④ 口が開かない! 現代病・顎関節症の正体
[放送日] 2005年7月13日　[視聴率] 12.3%

⑤ 警告! インフルエンザ・誤解と新常識
[放送日] 2006年2月1日　[視聴率] 18.2%

特養ホームで、インフルエンザ罹患率を10分の1に下げた、歯科衛生士の活動を紹介。なぜ口の中をきれいにするだけで? を楽しく解説。

⑥ 死者急増! 肺炎の真実
[放送日] 2007年2月21日　[視聴率] 13.7%

なんと死者10万人! 歯みがきのついでに、あることをするだけで死亡率を半減できた。それって何?

⑦ 常識逆転! 自宅で虫歯を治す法
[放送日] 2008年8月27日　[視聴率] 10.9%

むし歯なんて子どもの話題。と思ってる人は、普通じゃ絶対見ないので、冒頭いきなりクイズ。
「Q.白い歯は健康の証である…?」正解は×。「Q.むし歯は早期治療が一番…?」正解は×。え、どーゆーこと?という意外感を利用して展開。
ホワイトスポットの謎を追求することにより、むし歯の成り立ちを解き明かす。
時間帯的に、酔った歯医者さんから「自宅で治るかよ!」と、クレームの電話が多数かかってくることを予想して構えていたが、5件しか来なくて、拍子抜け。

ダメなんです。

わかってるはずの北折は通ってない。そこなのです。

つ・ま・り!!

「メインテナンスに来てくれない人たちが多いのは、その重要性がわかっていないからなんだよね……」**と思っちゃうこと自体が、すでに大間違いかも**しれないってことなのです。

じゃ、どーするとよいワケ?

ってなワケで、歯学書ではめったにない「ずっと一人称の独り語り」の始まり始まり!!でーす。もちろん、こんなざっくばらんな言葉づかいでお届けするのも、長年テレビのディレクターを続けてきた経験から、**それなりの「狙い」**を持ってしていることですからね。「お堅いNHKに長年いたディレクターが真面目な専門出版社で書くんだからカッチリした文章で」、というところから崩す狙いも、もちろんあります ♥

講師紹介

北折 一
Hajime Kitaori　　元・NHK 科学・環境番組部専任ディレクター

1987年NHK入局、1995年に「ためしてガッテン」の立ち上げに参加。以来18年間にわたって同番組の制作を続ける。2013年、ワケあってNHKを退職。現在は、「人々のよりよい生活のお手伝い」を目指し、「健康情報の伝え方」「生活習慣病予防のダイエット」などの講演を行うほか、執筆活動も。

主な著書に、「最新版・死なないぞダイエット」(KADOKAWA)、「食育!ビックリ大図典」(東山書房)、「やせるスイッチ　太るスイッチ」(KADOKAWA)、「死なない!生きかた　～学校じゃあ教えちゃくれない予防医療～」(東京書籍)がある。
http://www.kitaori.jp/

歯科医師会会長　　　　　筆者

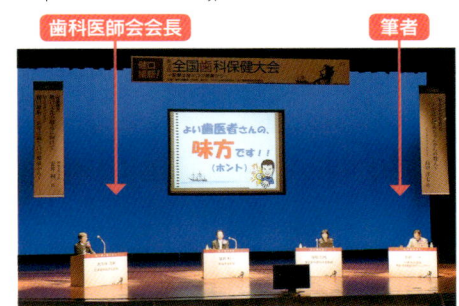

第30回全国歯科保健大会(2009年・高知市)にて。聴衆を前に大久保日本歯科医師会会長(当時)に、「よい歯医者さんの見分け方」をズバリ直言。その見分け方とは、「ホームページで歯科衛生士が目立っているところ」。

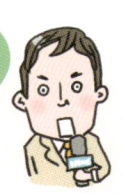

ぼくが演出に関わった分だけで14本。「演出のこだわりどころ」もあわせて紹介。

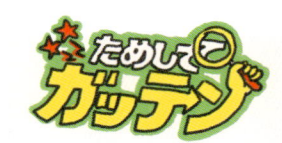

8　「?」にお答えします ～目・むし歯～
放送日 2008年11月5日　視聴率 13.4%

初期むし歯の写真を見せて「このむし歯、削りますか?」を、開業歯科医に次々と、突撃取材。すると、「削る」と即答した歯医者さんの特徴判明。ちなみにそれは、「言葉使いがぞんざい」。

9　口内炎スピード完治!
放送日 2009年2月25日　視聴率 11.5%

10　痛! 歯がしみる割れる・本当は怖い! 知覚過敏
放送日 2010年9月22日　視聴率 7.1%

放送後、「食後すぐ磨かない方がよい」という情報が独り歩きし、小児歯科医会がコメントを出すことに。「あくまでも高齢者などで象牙質が露出している場合」としっかり念押しし「子どもの場合は今までどおりでよい」と強調したのに……。
視聴率が悪いのは、裏番組が池上さんだったから。

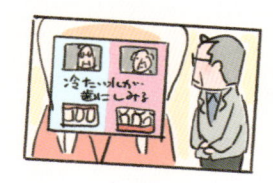 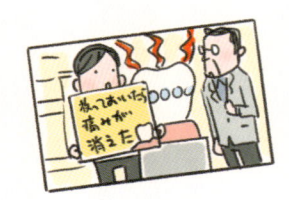

11　脳と身体を刺激せよ! やる気の源は○の裏に
放送日 2011年2月9日　視聴率 10.6%

口腔ケアと咬合で、記憶力や姿勢・バランスがよくなるばかりか、寝たきりだった人が元気に歩けるようになることも!!　という内容にもかかわらず、タイトルにはそれらしき言葉を入れず。
じつは、一般人には「口腔ケア」は、「知れてよかった情報」ではあるものの、まだまだ当時は「知りたい」情報ではなかったから。

12　役立ちたい! 避難生活が楽になる裏ワザSP
放送日 2011年4月20日　視聴率 11.2%

「口腔ケアによる誤嚥性肺炎の予防」の内容だが、「病気を予防しましょうとは絶対に言わない」演出で放送。なぜならば、聞き飽きている人たちには、実際問題として「効果がない」から。

13　緊急警報!! 免疫力を低下・突然死を招く感染症
放送日 2011年6月22日　視聴率 13.6%

糖尿病や心疾患との関連を、最新研究から解説。これも、「歯周病」という言葉を11分40秒まで伏せて「謎の感染症」として放送。知りたい気持ちをピークまで高め、「それだったんだ!!　でもなんでなの!?」を最大限に味わうため。

14　舌を見て100%危ない病気を見抜く法
放送日 2012年4月18日　視聴率 13.4%

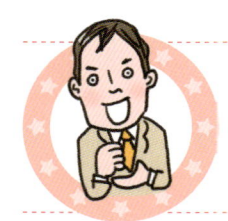

ちゃんと考えましたか？
来てくれない理由。

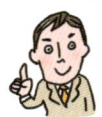

あらためて、先ほどの問題で考えてみましょーか。

> **Q** 絶対にメンテが必要な患者さんなのに、なぜか来てくれない。それは、□□□□ から。

答えが1つではなくて、「3つ挙げなさい」だったら、どうでしょう？

- めんどくさい
- お金がかかる
- 時間がない
- 特に困ってない
- いやなことをされそうだ
- 予約が面倒だ
- 私のことが嫌いだ

人によって順位は違えど、そんなところかな？

じつは、この問題には明確な答えはありません。個々人、割合は違ったとしても、正解は、「いくつかのミックス」なのです。……と言われれば、「そりゃまあそーに決まってるでしょーが」ですよね。それなのに!! なぜか実際には、「なんでわかってもらえないの？」「どうやればわかってもらえるの？」ばかりに、意識が行っちゃいがちですよねえ。

そうなっちゃう大きな理由は、これかもしれませんね。

アンケートにご協力お願いいたします。

1. 年齢　64 才
2. 性別　男性　・　女性
3. メインテナンスに長く通っている理由を教えてください。（なんでもOKです）

　予防が一番大切だと思います。

アンケートにご協力お願いいたします。

1. 年齢　68 才
2. 性別　男性　・　女性
3. メインテナンスに長く通っている理由を教えてください。（なんでもOKです）

　80歳になっても自分の歯でいられる事が目的です。歯ブラシの仕方ひとつで随分違うことも知り、定期的にメインテナンスをすることで、丈夫な歯を保つ事が出来ることも実感しており、これからも衛生士さんの指導のえ断続していくつもりです

アンケートにご協力お願いいたします。

年齢　25 才
性別　男性　・　女性
メインテナンスに長く通っている理由を教えてください。（なんでもOKです）

　浜野歯科医院で初めてメインテナンスの大切さを教えて頂きました。日々の歯磨きで歯間ブラシやフロスを使用することも大切なことと実感しています

アンケートにご協力お願いいたします。

1. 年齢　57 才
2. 性別　男性　・　女性
3. メインテナンスに長く通っている理由を教えてください。（なんでもOKです）

- 年齢を重ねることに歯の大切さを痛感しています。
- 少しでも現状維持を保ちたいと思っています。
- 歯のみがき方が雑になると、次回メンテナンスの時に注意されるので、また歯みがきを丁寧に頑張ろうという気持ちになります
- メンテナンスのあとはお口の中がすっきり、担当の方のコミュニケーションもとれて楽しいです

記入できましたら受付までお願い致します。　ありがとうございました。

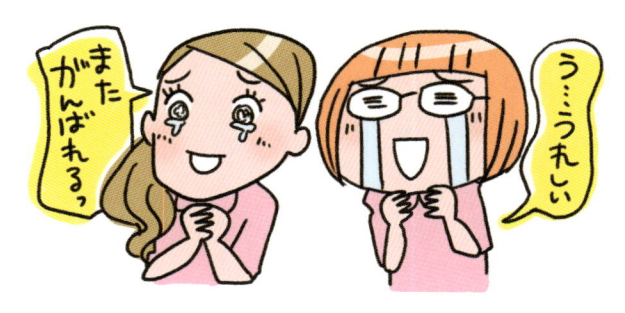

またがんばれるっ

う…うれしい

協力：浜野歯科医院（石川県小松市）

そう、「わかってくれた人が通ってくれてる」という大きな事実があるからです。

でもね。だからって、「なんとかわからせよう」に突き進んでいいのでしょうか。その道をずっとたどってきたのに「結果が出せてない」のなら、それは**正しい道ではなかった**ってことじゃないでしょうか。歯科衛生士さんは真面目だから、「うまくいかないのは自分にスキルが不足しているからだ」と考えがちですが、いくらそう考えてても、「ちょっとずつしか前進できてない」という現実を、まずはちゃんと見据えてください。

だってね。最初に言ったとおり、ぼくはメンテの重要性をめっちゃわかってるのにサボってるんですから。わかってれば通うかといえば全然そーでもない。**通わない理由は何かほかにある**って考えるほうが、理に適っているのです。

「タバコをやめない人は、いかに体に悪いかちゃんとわかってないからだ」と、人は思いがちです。でも、周りの吸ってない人がきちんとわかってるかといえば、きっとレベルは同じでしょ。

さらに言えば、だって世界一の長寿国ですよ。「健康寿命が大切だ」と叫んでいるのは関係者＆健康を失って後悔してる人だけ。さっさと総入れ歯にして元気そうにしてるじーさんばーさんを見て育った、まだ元気な人たちに向かって、「自分の歯で噛める幸せ」ったってねえ。

……てな感じで、一般大衆をよく見て把握し、そっちの側に立った視点をちゃんと持てるかどうかが、ポイントです！　歯科の世界にどっぷり浸かってる人には、「自分の歯のほうがいいに決まっている」「みんなもそう思って当然」。……知らず知らずそーなってませんか？　だとしたら、わかりあえない患者さんが多くても、当然っすよね。

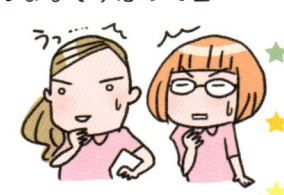

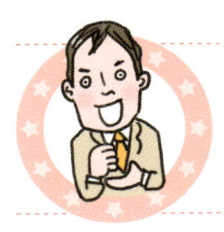

まずは、視点の転換を確実に。
説明は、後でよし。

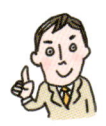
じゃ、来ない本当の理由を教えましょーか。簡単です。それは、トータルで

来たくない　＞　来たい

これだけです。来たくない理由がどうであれ、結果として「来たい」が上回っていれば、来る。そうでなければ、来ない。そして、**「来なくてもとりあえず済んじゃう」という経験**を重ねている。だから来ないんです。

ではここで、大事な問題です。

> **Q**　「重要性を理解してるのに、通わない」のと、「重要性は理解してないのに、通う」。
> ……ぶっちゃけ、どっちがいいですか？

ほら、もうわかりましたね。とりあえず来てもらえさえすれば、あなたは目の前の患者さんを救うことができるわけです。で、通ってもらってるうちに、重要性なんて自然に理解するでしょう、身に沁みて。そしたら、さっきのアンケートのような患者さんばっかになっていくわけじゃないですか!!

あたりまえだけど、「来ない人は救えない」のです。ガッテンの制作にあたり、ぼくが若いディレクターたちに言い続けて来たのも、まさに同じです。
「情報は、相手が受け取った時に、あるいは受け取った相手に何かが起きたときに、**初めて**情報になる。」

中身がどんなに優れていても、見なければゼロ。NHKスペシャルなんて、めっちゃ手間ヒマかけても国民の95％には見向きもされてませんからね。ま、それはさておき。

ということは、あなたがやるべきことはただ一つ。**重要性の理解なんて後回しでいいから**、とにかく来てもらう、この1点です。つまりは、「どーやったら来たくなるか」。

それを、「患者さんの側の視点」から見たら、どーなのか。それだけを考えればよかったのにねえ……。なぜか「上手に説明できない、私のスキル不足のせいで来ない」と思い込んじゃってたことに問題があったのです。それって、「患者さんのためにと思って」るからこそ**見失い、ハマってしまう「こちら目線」そのもの**だったってことなのです。どーです、スッキル（あ、スッキリ）しましたか？

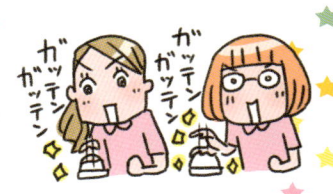

その2

何でもいいから来てほしい‼ じゃ、

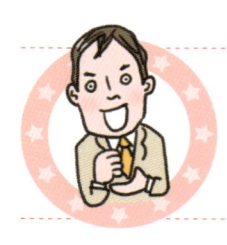

必要なのは、「作戦」です。

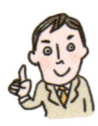

とりあえずやるべきことは、ブレスト＊です。「何が足りないから来ないのか」を、何十回も、スタッフみんなでいろんな形で知恵を出し合う。そして、**大事なことは「作戦を立てる」**。立てたら練る。練ったら練り直す。プロなんですから、やってあたりまえのことですね。

「きちんと理解して、きちんとケアしてほしい。届かないところは我々プロに任せてちゃんとメンテを続けてほしい」という"理想論"はいったんしまい込んで、「なぜ来ない？どうしたら来る？」だけを、実際の患者さん一人ひとりの**顔を思い浮かべながら、具体的に**考えて作戦を立ててください。理想にとらわれすぎて取りこぼしてきた人たちを、一人でも多く拾い上げてください。

そーゆー拾い上げが必要な人ほど、ヤバい状況なんですから！ 繰り返しますが、「来なきゃ救えない」んですから‼ 優等生だけ救えばいいワケじゃないんですから‼‼

で、作戦は**卑怯でも姑息でも何でもいい**じゃないですか！ その人の人生を救うんだから。「期日までに来院の方には、肩もみ券（10分間）プレゼントキャンペーン実施中‼」とかやれば、疲れてそうな人なら通うかも。あるいは、「院長との2ショット写真撮れますキャンペーン」だとか。院長が人気なければ、「スタッフ誰でもＯＫ‼」だとか。……って、別にそれ、お勧めはしてませんよ！ **「それくらいやっちゃってもいいのかも〜** (#^^#)」と、考え方の幅を広げることをお勧めしてるのです。では、そんなイケてる作戦の例をいくつかご紹介しましょう。

診療室があそび場

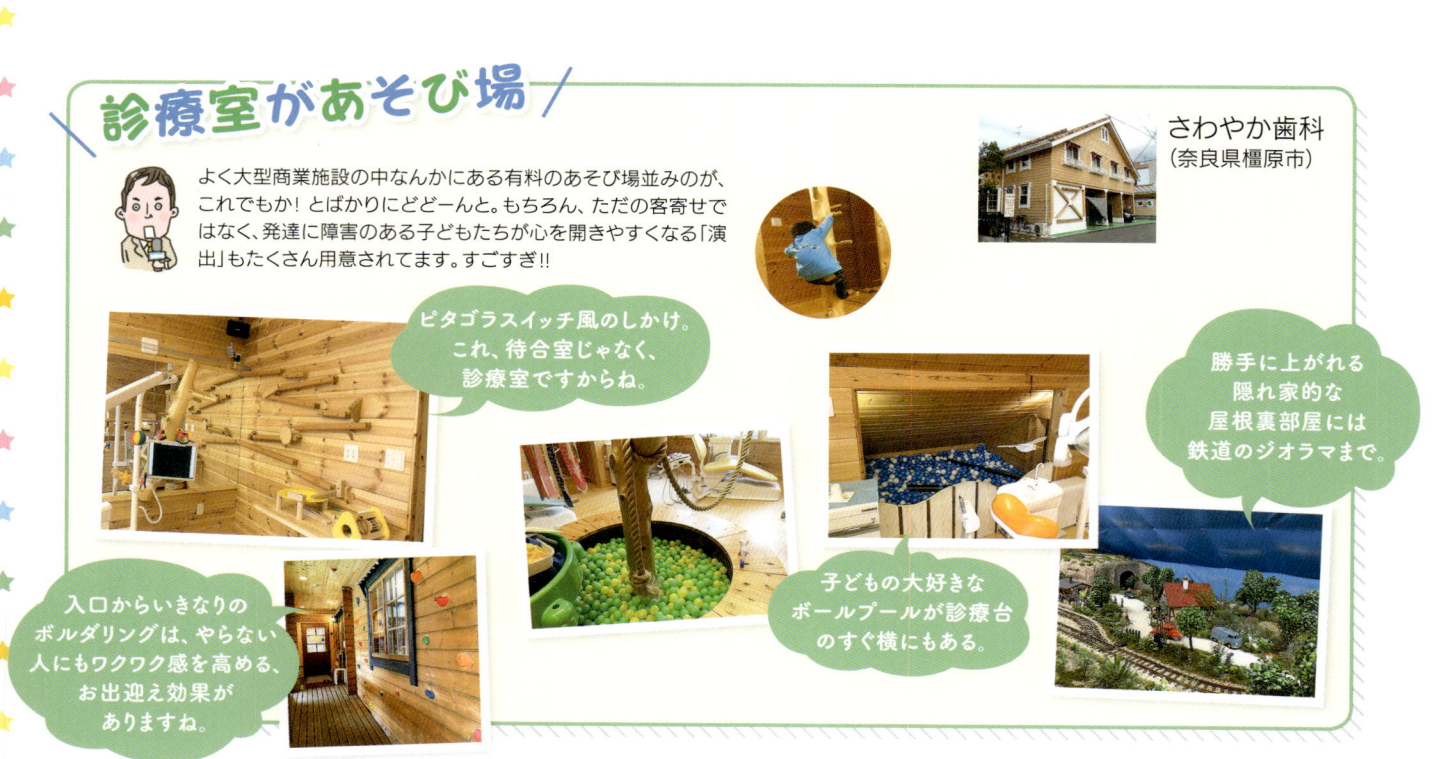

よく大型商業施設の中なんかにある有料のあそび場並みのが、これでもか！ とばかりにどどーんと。もちろん、ただの客寄せではなく、発達に障害のある子どもたちが心を開きやすくなる「演出」もたくさん用意されてます。すごすぎ‼

さわやか歯科
（奈良県橿原市）

ピタゴラスイッチ風のしかけ。これ、待合室じゃなく、診療室ですからね。

勝手に上がれる隠れ家的な屋根裏部屋には鉄道のジオラマまで。

入口からいきなりのボルダリングは、やらない人にもワクワク感を高める、お出迎え効果がありますね。

子どもの大好きなボールプールが診療台のすぐ横にもある。

＊ブレスト：ブレインストーミング。集団でざっくばらんにアイディアを出し合う。

どうしますか!?

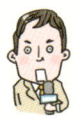

医院報「はぴすま通信」

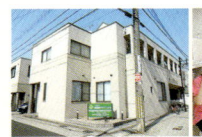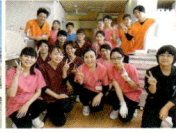

竹屋町森歯科
クリニック
（京都府舞鶴市）

一見してわかるとおりの、圧倒的なまでの手作り感！ 院長のコラム以外はすべて手書きです。ぼく、こういう作り物の添削のお仕事もしてるのですが、まったく手の施しようが、いやいや手を入れる余地がない、完璧な仕上がりです。

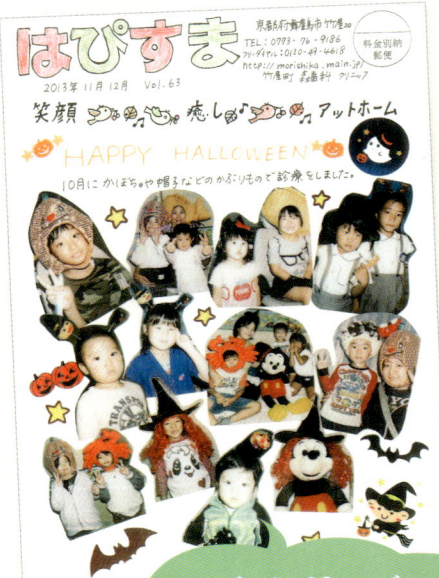

開くとすぐに子どもたちのぬり絵。ずるいですねえ〜。「お返しします」なんて別に書かなくても、ただ返せばいいのに、わざわざ書いてあると、なんかやさしい感じがしますね。上手すぎ。

そして、結婚のご報告に、「お母さんになって帰ってきました！」。患者さんもスタッフも、完全に「家族の一員」感。

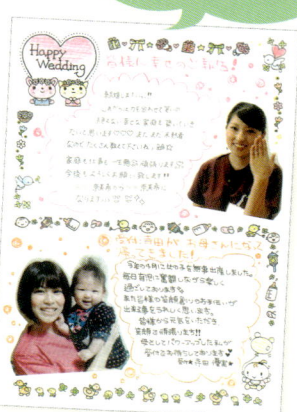

どーんと12ページ。しかも郵送もされてます。こんなのが届いちゃったら、無視できっこないですね。

で、その高齢者向けのページとその次の「歯科衛生士だより」が、少々「ありきたりなお勉強系」なのも、まあOK。それまでのページがよいからです。

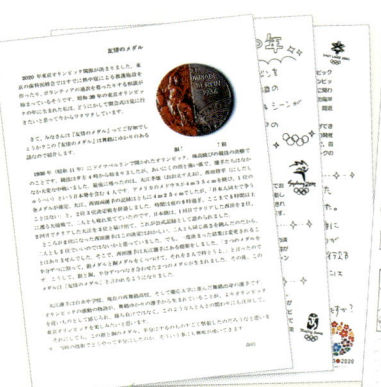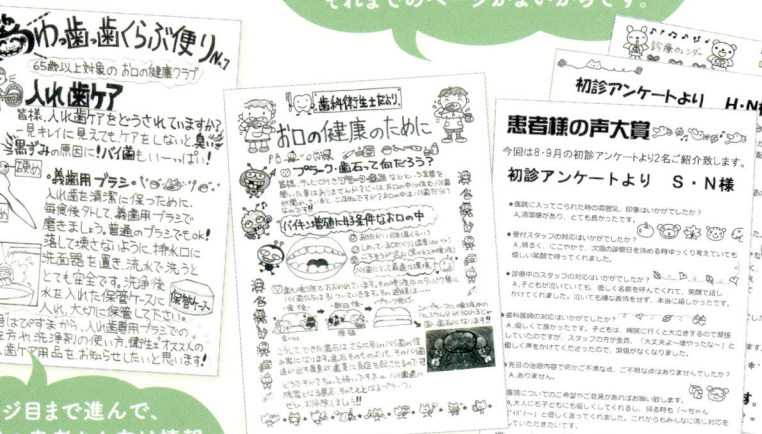

院長コラムにありがちな、カッコつけたエラそうな感じがまったくないのもよいですね。

7ページ目まで進んで、ようやく高齢の患者さん向け情報。でも決して遅すぎではありません。それまでのページがすべて微笑ましく楽しいから。

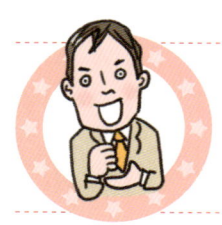

良いですよねえ。なんか「ヒキョー」な感じすらしちゃうくらいに。

診療設備以外の部分にお金もかかってますけど、これって単に**儲けのための投資だと思いますか?**「そこまでやれるところはいいよね」の話ですか? よ〜くお考えください。歯科医院は、来たくない人にとっては"いやな場所"。それを「自分がいていい場所」にするのは、よい診療のために、めちゃ大事ですよね。特に子どもは敏感ですから、子どもの心を掴むのはポイント高いですね(そうすれば親も掴めるし)。こういった、患者さんが来たくなる作戦をたてることは、「歯科医療は理想の職業だ、を真面目に貫き通す(さわやか歯科院長・北村義久先生)」ための、「すぐれたあり方」以外の何ものでもないと、ぼくは思います。

ここまでやるのはさすがにムリだとしても、少なくとも、「殺風景をやめる」くらいは、ふつーにやっときましょーね。

……といったところで、**「業者が作ったポスターとお知らせの張り紙だけでおしまい」にしないための作戦**を考えてみましょーか。

たとえば、ではありますが、こんな作戦はどーでしょ?

キャッチコピー作戦。
➡「伝わる」を考える例題として。

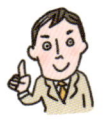

「コピーライター」というお仕事がありますね。CMやポスターで、ひとこと考えただけで何百万円かもらえちゃうという。一発でグッと心を掴んじゃうような言葉を考えてみましょう。「覚せい剤やめますか、それとも人間やめますか」とか「地図に残る仕事。大成建設」みたいな。

そう、「わかる/わからない」とかよりも、**「心を掴む」ことが「伝わる」ということなんだ**ということを体で覚えるためにも、めっちゃ有効な作戦なんです。遊びとしては歯科医院のキャッチコピーを考えてみるのもいいですね。

「目を閉じて……口を開けて♥ラブ注入‼ ○○歯科医院」みたいな。あれ、イケてませんか??

という冗談はさておき、院内に貼る手作りポスターを想定してやってみましょう。「今月の標語」的な感じがよいかな。例を挙げてみます。

・ゴシゴシみがきは、「ば**か**みがき」。
・なぜ⁉ 歯が抜けると失明の危機
・気を付けよう! 高齢者は背が伸びる!
・亀の甲より「噛め」の功。マジで。

どーでしょうか。おわかりかと思いますが、**最大のコツは、「なんだろー感」**です。え、なに? どゆこと? と思わせることで、一瞬にして「知りたい・わかりたい」が構築されます。そうなったら、メンテの重要性を語るチャンスも、それを「自分事」にしてもらうチャンスもできる。**わかりやすくない方がいい**ってことですね。「ばみがきってなんだよ。歯みがきじゃないのかよ」と一瞬思うからこそ、よく見たら小さく「か」の字が入ってることに気づき、「ばかみがき」という言葉の力を利用して、「クシュクシュ磨き」のほうがプラークを落としやすいと指導もできるし、大人にはくさび状欠損の話から、酸蝕歯や夜間のブラキシズムの話にまでも発展できます。あえて説明しないことで、「あれはどーゆー意味?」と質問もされるし。しかも、来月の**標語の掲載を楽しみにして通える**し。

もちろん、「はぴすま通信」(P.11)のように配布物に載せるのもよいですね。スタッフでコンテスト形式にすれば、「採用されたい」気持ちが職場を愛する気持ち、患者さんを思う気持ちとリンクして高揚し、いいことだらけですよねー。

えーと…

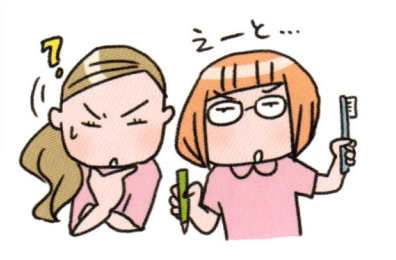

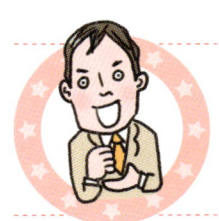

「作戦」は終わらない。
練る子は育つ！

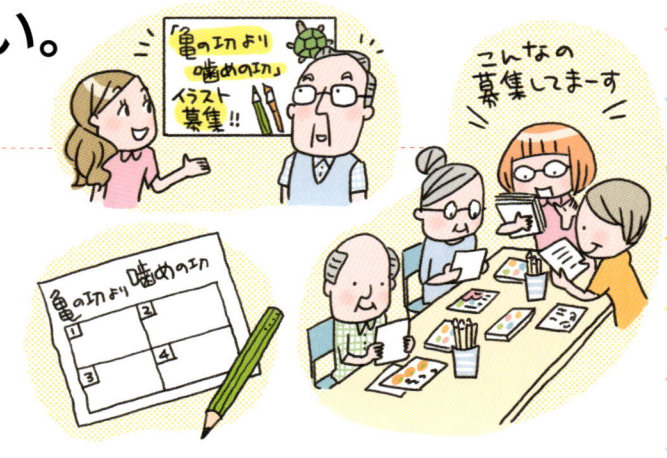

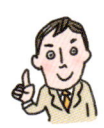
何かが一つ動き始めたら、「それの発展形をさらに考える」のが、作戦を立てる際のコツです。キャッチコピーの楽しさがわかれば、**「それを患者さんからも募集！ 大作戦」**はどうでしょう？ あるいは、**「その標語にふさわしい絵を募集！ 大作戦」**、という手もありますね。子どもたちが競って描き始めたら、しめたもんです。

あちこちの自治体や歯科医師会がやってるように、**「絵手紙募集！ 大作戦」**もいいかも。たとえばそこに患者さんが一人もいなかったとしても、地元の絵手紙サークルに出向いてお願いしてみるとかね。そしたら、新規患者の獲得にもなりましょう。業者が作った当たり障りのない掲示物より、どれだけ院内がなごむことか。顔には出さなくても、必ず心の中で、**「この歯医者さんは患者さんとの心の触れ合いを大事にしてるんだな」と、全員が**思うはずですね。

さらに発展形としては、標語を書いた空きスペースを十字に区切って①〜④の番号つけて配る。つまり、**「4コマ漫画の募集！ 大作戦」**ですね。そうそう傑作は来ないでしょうが、面白いものを書こうとした気持ちが笑えるならば、やはり患者さんの楽しみにもなるし、何よりも!!**標語の意味を完ぺきに把握しようという気持ちが、自動的に**みんなに芽生えるはずですね。

そうこうするうちに、みなさん自身の、チェアサイドや受付での会話も、自然と変わるでしょう。「心のふれあいを大切にしましょう」なんて朝礼で話すよりも、ずっと効果がありそうじゃないですか？

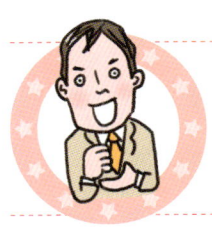

「作戦」は立てたもん勝ち。
成功しなくてもOK！

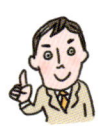
「はぴすま通信」にしても「さわやか歯科」にしても、三重四重の相乗効果が期待できるのは、スタッフがそれを楽しめるからです。その空気は患者さんにも簡単に伝播し、さまざまなものを呼び込み巻き込み、**みんながファミリーの幸せ感**。だって、何人産んでも離職しないし、患者さんもみんな誰が何人目の産休明けかを、長いおつきあいで知ってて喜んでくれるんですよ〜。

皆さんの職場はいかがでしょーか？ いきなり理想形にならずとも、**狙いが明確な作戦ならば**、修正はいくらでも効きます。あとからどんどん良くしていけばいいんですから。作戦を立てることの**メリットは、無限拡大**します。だって、ハズしちゃったときに悔しがれるんですよ。「クッソー、うまくいくと思ったのに、なんでだ？」と思えた人は、ますます伸びるじゃないですか。当たった時の喜びも倍増するし。損は一つもありません。

一方、作戦立てない人は、「なんかダメなんだよね」とウジウジするか、「みんな自覚が足りないんだよ」と相手のせいにするか。楽しいすか、それ？ まずは、**「とにもかくにも作戦を立てる大作戦!!」**ですからね。

話は急に変わりますが、うちの妻のところには、しばらく行かないと美容室からハガキが来てました。「その後どうかなーと気になってます」的な。それがね、手書きでビッシリ。しかも定型文じゃなくお手紙（っぽい）。だから行っちゃうんですよね〜。あれ、印刷だったら行かないね。そんなことでいーんです。やってますか、そーゆー努力？

その3

とは言うものの、わかってほしい!!

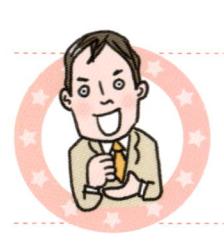

わかりやすさを目指してる場合?

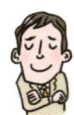
気持ち、わかります。やっぱりわかってほしい!! ですもんね。NHKの若いディレクターたちも、取材すればするほどその気持ちに駆られていき

ます。で、その結果として、「中身はいいのにあまり見てもらえない番組」を作ってしまいがち。見なきゃゼロなのにね。まずはそんな時に、やらかしてしまいがちなミスから確認しておきましょーか。

真面目な人ほどやらかしがち!

なんとか上手に説明したい	「入れ歯になっちゃうよ」「痛くなりますよ」	少しでもわかりやすくしなきゃ	自分の歯で噛める幸せを味わってほしい
↑	↑	↑	↑
「納得」を目指してたはずなのに「説得」になりがち。見透かされます、その押し付けがましさ。上手にできて得られるのは、自己満足感だけかも。	困ったときの脅し作戦。わかっててもやっちゃうんですよね。でも、「やっちゃダメ」とは限りません。	これは、目指してはいけないモノです。どーゆーこと??	相手の幸せを思ってるようで、じつは「こちら側のモノサシ」押し付け系。受け手側に実感わかなきゃ、馬耳東風。

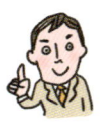
どれも**間違っちゃいないし、ダメじゃない。**逆に言えば、どれも「上手にできれば」、すごく効果的!!でもあるのです。なのに、ああ……。作戦も立てずに**ど**ストレートに向かっていっちゃうもんだから……(惨)。

しかもですねえ。皆さんが説明に使用している教材やら自作のチラシやら、いろいろ集めて見せてもらいましたが、まあ残念なのが多かったですね。間違っちゃいないけど、伝わりにくいといいますか。後々詳しくお話ししますが、**「わかってる人には理解しやすい」**タイプのものが多いんですよね。そういうもので理解を押し付けようとしちゃう感じ。こーゆーのとか、あーゆーのとかね。↓

とりあえずこう覚えといてください。これ、シロートさんにとっては、**「キモい・怖い・ムズい・メンドい」**んです。皆さんはもう見慣れちゃってマヒしちゃってると思いますけどね。

だ・か・ら!!

「へえ〜、ほぉ〜、なるほど〜、ちゃんと磨かないとですねえ〜」と聞いてても、心の中は、「早く終わんないかなー」なのです(たっくさん経験済み、ですよね)。よいですか?「わかってもらえる説明」をしたいんなら、説明法を学ぶよりも先に、はるかに、何十万倍も大事なことがあるのです。そこをすっ飛ばしたら、一部の優等生にしか伝わらないのです。そして、大半の患者さんには、「理解」は不要。

一般人にはツライんです…😖

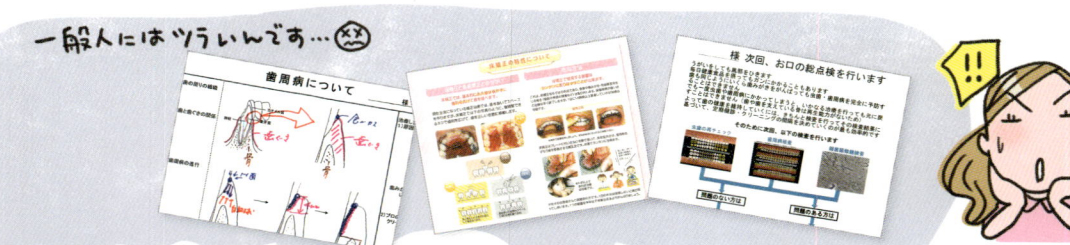

じゃ、どうしますか!?

それより遥かに大事なのは「納得」です。どちらも**平たく言えば「わかる」なのですが、大違い**ですからね。てゆーか、わかりやすさなんて、目指しててどーす

るんですか!? そんなのは、「前提」にしとくべきで、今時目指すべきものじゃないですから。もちろん「ガッテン」でも、ぼくはそんなの全然目指してませんでしたよ。

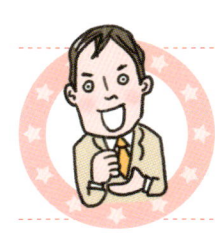

で、いよいよ北折流「演出家的発想法のススメ」です。

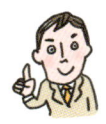

NHKの大半の番組は「取材＆報告」だけに力点を置き、「ちゃんとしたものを放送してなんぼ」で終わってます。だから、視聴率にも無頓着。激しい「Nスペ離れ」が起きても無策のままです。

でもぼくたちは、言うこと聞きゃしない大衆に向かって、「食いついてもらってなんぼ」の仕事を続けてきました。

仕事も夕飯も終わって風呂入って寝るだけの人に、「"ピッ"とリモコン押された瞬間にさようなら」の条件下で、無謀にも「行動変容」を狙い続けてきました。だからこそつかんだ、秘伝の極意があるのです。

最初に、一番大事なウルトラ大原則を、声を大にして言っておきますね。それは……。

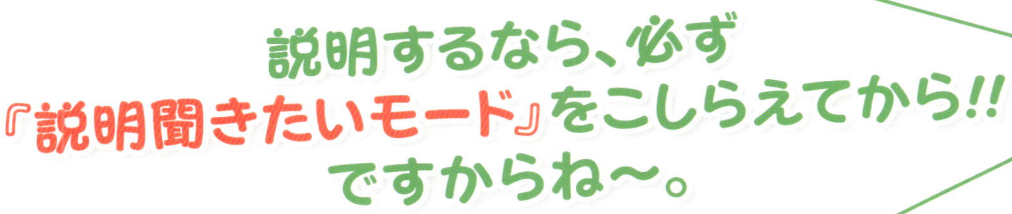
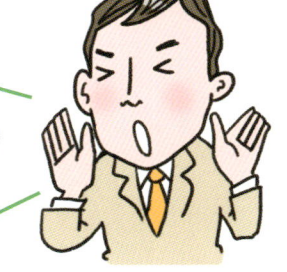

説明するなら、必ず『説明聞きたいモード』をこしらえてから!!ですからね〜。

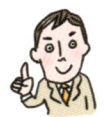

「聞きたいモード」ができてなければ、どんなに正しかろうがわかりやすかろうが、相手の幸せを願ったものだろうが、**無意味どころか、逆効果**にさえなります。「わかったよ、うるさいなー」だと、痛くなるまで来なくなります。

「聞きたいモード」が患者さんの中に元々できてる場合＆たまたまできちゃうケースはラッキー。そうでないときは、数少ないチャンスを確実に捕え、**こちら側がモードを切り替えてあげる必要**があります。

ガッテンの場合は固定客もありましたが、「19時58分の天気予報を見た後、チャンネルを替えようかどうか迷って

る人たち」を対象にしてましたので、「20時1分までには勝負が決まる」わけです。厳しい戦いですよ〜。民放でいくらでも面白いのが流れてる「ゴールデン」に、「口内細菌」とか「嚥下（ふつーの人は読めません）」とかね、そんなので勝負なんてねえ。なので、考えざるを得ないわけです。「見たいモード・聞きたいモードをどう作るか」を、どんなに徹夜してでも。その結晶が、6〜7ページの放送記録です。もちろん、プロですから「演出ワザ」もたくさん蓄積してますが、**技は心があってこそ!!** その「心」とは、「どーやったら、見てくれたお客さんの行動が変わって、より幸せな気持ちになってもらえるだろうか」。こればっ

かでした。**すべてが、「結果としての幸せ」の
ためだけ。** てことは、すべて「結果の側から逆算」すれ
ばよい。その方法でルートを決めてました。

それに対して、通常は「こちら側」から、「なんとなく正
しい方向」に、「こちらの事情」でルートを定めて進む。

……この違いは、月とスッポン程度じゃありません。「方
向性はあってるから、まいっか」は、けっして通りません
からね。ぼくからすると、「わかりやすさを目指したプレ
ゼン」やそのための資料・道具は、そっちのルートに見え
ちゃうんですよね。

では、ここでまた問題です。

> **Q** 「表紙」の、ただ一つの役割とは、なんでしょ
> う？

正解は、当然ながら「中身を端的にわからせること」で
すよね。……と思ってる人は、「聞きたいモード」ができ

ない人。そうではなく!!　「めくってもらうこと」です。そ
れさえうまくできれば、表紙は最高の仕事を終えたという
ことなのです。「じゃ、どうめくらせるか」……そう考える
のが演出家的発想法です。

たとえば、三つ折りのパンフなら、オモテ面が「命」。
生きるか死ぬかを分ける生命線ですね。収まりのいい、き
れいにまとまった表紙なんて、絶対にダメですからね。ど
んな手を使ってでも、めくりたくてしょーがなくなっちゃ
うものを作っておかなきゃ。

2008年の番組で言えば、「自分で虫歯を治す法」ではな
く、「自宅で」じゃなければ、絶対にダメなのです。「え、
自宅でどうやって!?」というミョーな疑問が、チャンネル
を替えさせなくするからです（ちなみに、ぼくはそれを「な
んだろー感」と名付けています。めっちゃ有効!!）。

まずは確実に食いつかせ、食いついた相手に、ゆっくり
お料理を楽しんでいただく。そんなイメージかな。だって、
「見なきゃゼロ、来なきゃゼロ」なんですから。

「テレビマンだからこそ」の考え方、かな!?

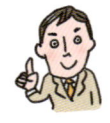

ぼくの仕事は、空気の中に消えちゃうものを作
る事でしかありませんでした。だからこそ、心
がけてたのは、「一発で記憶に残す」。つまり、
「感情を揺さぶりながら伝える」。「おお!!!
そーゆーことだったのかあ〜!!!」が起こるような伝え方
（＝「ガッテンガッテン!!」）を大事に作ってました。

映像の世界は大体そうですね。最近ので言えば、「なん
か怖すぎ」で話題になった、あの歯磨剤のCM。わかりや
すさというよりはインパクト狙いですが、**あれを使え
ば一発で納得させられますよ、メンテの重
要性。**歯の着ぐるみ君が、びにょ〜んと歯肉をずり下げ
ると縁下には汚れがビッシリ。「これね、シス○マ使えば
きれいスッキリ、みたいにやってるけど、ガジガジになっ
ちゃってたら、アウトですから」……な感じで、とっても
伝えやすい。それは、「怖い・キモい」が、**確実に感
情を揺さぶるから**ですね。で、着ぐるみ君が自分で
スポッと抜けちゃってる感じから「いや、ふつーにこうな
りますよ、今のままだと」と運んだ後に、「でもね、すごく、

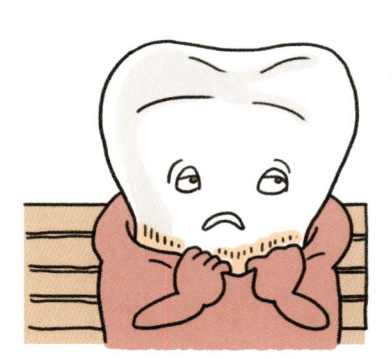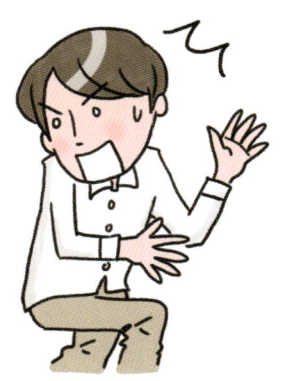

いい方法がありますよ……」でOKです。「しかも、血糖値
は下がるわ、認知症は防げるわ、みたいなことになるかも
しれない方法ですけどね」、てな感じで続ければ、確実に
「知りたいモード」のできあがりですね（今すぐ動画検索を!
岡田君のですからね）。

そして、「歯周病とは」みたいに上から押さえつけモー
ドの「正しい説明」をしても食いつかない人には、**「裏ワ
ザ教えます」の方が、圧倒的に有効**なので
す。これって、「いかにもマスコミ人のやり口」のように

も思えるでしょうが、違います。これこそが、「患者目線で考える」ということなのですよ。だって自分もそうでしょ。ラクしてやせるサプリがあったらゲットしたいでしょ。**それが一般庶民**じゃないですか!!「食事制限と有酸素運動をきっちりやってください。さもないとあなたは……」と言われちゃう保健指導を、受けたいですか??それ、ちゃんとできますか??

「患者さん目線で」———まじめに勉強してる読者なら、さんざん聞いてきた言葉でしょう。それでもここまで紙面を割いたのは、**「わかっちゃいるけど……」の世界だから**なのです。NHKのディレクターたちも、出版社や教材会社も、だいたいそう。腰をかがめて低いとこまで降りて行ってるようでいても、なかなか抜け切れないのが、「上から目線」なのです。だから、一部の人しか受け取らないものになっちゃうんですよね〜。

「でも、それってなんか邪道な気がしてイヤなんだよね。」とか、院長センセに言われそーですか?

大丈夫です。あなた方は、邪道な道は通れない体質ですから。邪道っぽいのと邪道は違う。「自ずと決まってるルール」の範囲内での戦いしかできないし、しない。そういう人たちだということ、ぼくは知ってます。

つーか、「邪道はイヤだ」とか、子どもじみてますよね。それで救える人を取りこぼしてるのに、「だってボクちゃんイヤなんだもん」な感じで。取りこぼされてる人ほどヤバい、という現実をしっかり見直して、一人でも多く救ってあげてください。プロなんですから。

あ!! 紙面が残り少なくなってきちゃった。終わらなきゃ。

先ほどの「はぴすま通信」(P.11)には、患者さんアンケートもたくさん載っています。まあ、「新手の自画自賛」っちゃそうなのですが、すばらしいじゃないですかねえ。これを見た患者さんは自分もそうでありたいと願い、同じ喜びを得るんだし。こんなこと言ってくれる人が次々と通ってくれるなんて、もう昇天ものの幸せ感ですよね。こうした声がもっと聞けるためにも、**まだまだワザを磨く余地がある**わけですからね。

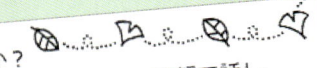

★診療中のスタッフの対応はいかがでしたか?
Ａ,子どもが泣いていても、優しく名前を呼んでくれて、笑顔で話しかけてくれました。泣いても嫌な表情をせず、本当に嬉しかったです。
Ａ,何を質問しても丁寧に答えてくれ、大変安心できました。

★歯科医師の対応はいかがでしたか?
Ａ,優しくて良かったです。子どもは、病院に行くと大泣きするので緊張していたのですが、スタッフの方が全員、「大丈夫よ〜嫌やったな〜」と優しく声をかけてくださったので、緊張がなくなりました。

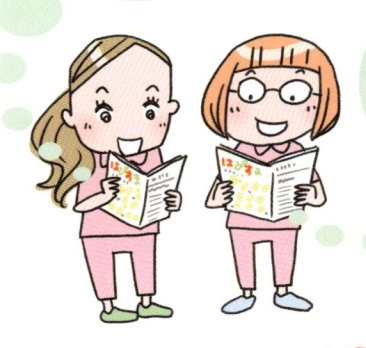

「伝わる伝え方」に関しては、**じつは「小手先の技術論」もめっちゃ大事**です。が、「意識改革・視点転換」ができてないと、まったくの「猫にカツオ節」いやいや小判状態です。使えません。まして「個別案件の説明の仕方」は、猫のままではどんなに学んでも「宝の生き腐れ」いやいや持ち腐れなので、今回は「精神論」に誌面を割きました。

いよいよ次章では、北折流の具体的な方法論を、より深く! ドドーンと!! 大公開します。「100均素材で、歯みがき達人キット作り」なんかもお伝えできるかも。お楽しみに〜!!

本章のまとめ
- 来てくれないのは「説明のスキル不足」ではなく、それ以前の問題かも。
- 説明するなら、スキルアップよりも「聞きたいモード」を作るくふうを。

聞きたいモード
の作り方

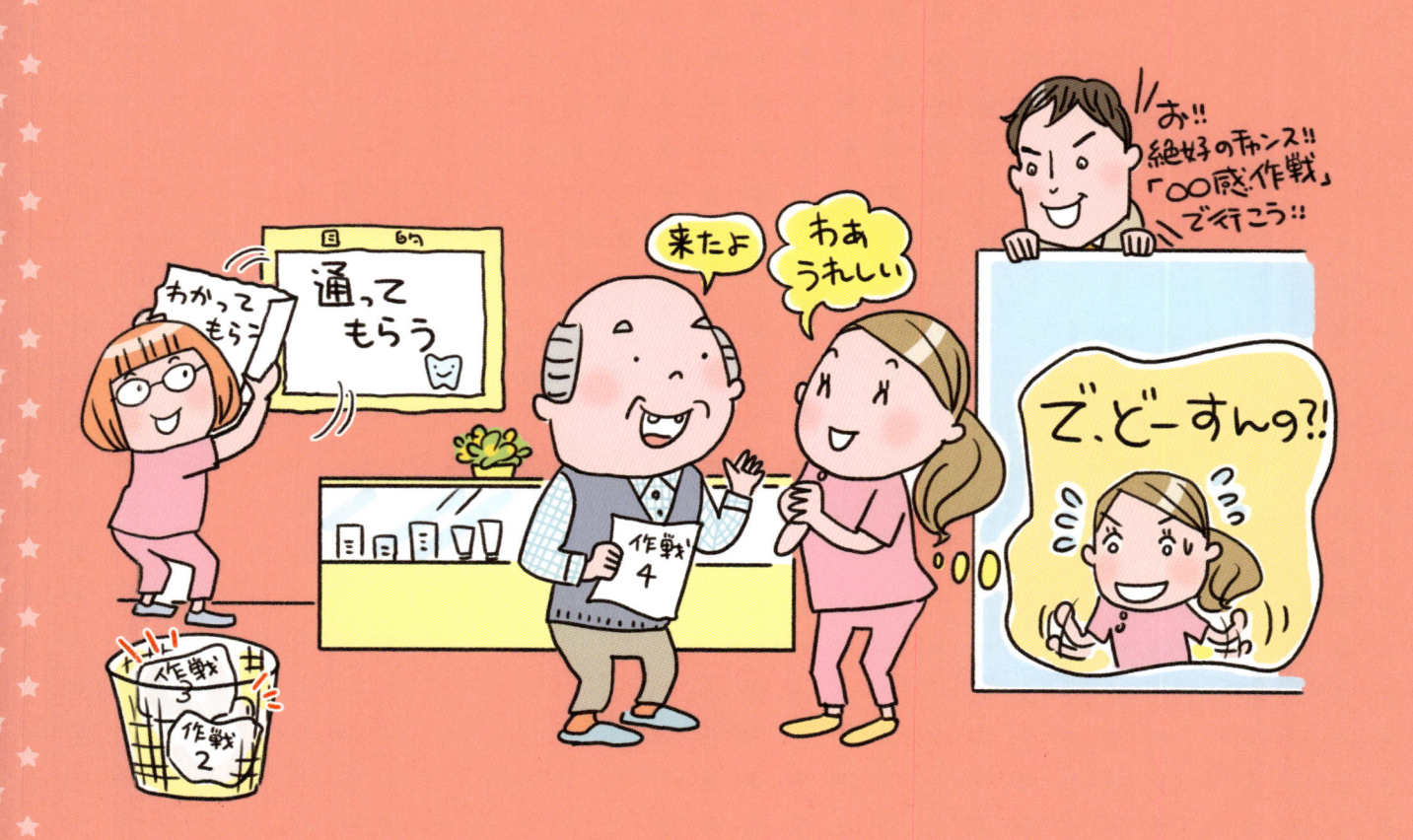

その1

演出家的発想法のススメ

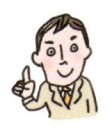
歯科衛生士の皆さま、こんにちは。またまたいきなりお詫びからで恐縮なんですが……。ここまで来て言い出すのも何なんですけど、実はぼく、「説明のプロ」でもなんでもないです。池上さんとは違うんで。てゆーか、**「説明なんてしたくもない、しない方がマシ！」という考え方**なのです。だから「ためしてガッテン」は高視聴率だったとさえ思ってます。後輩ディレクターの指導時にも、年がら年中、「なに説明なんてしちゃってるわけ？」ばっか言ってました。

だっておもしろくないんだもん。上手に説明できたとして、結果成立するのは、「説明しました・されました」の関係性だけ。それ、うれしいことですか？ 患者さんにとってもあなたにとっても。

じゃ、こちらの伝えたいことを相手に受け取ってもらうにはどうするか。簡単です。相手の「ほしいものをあげる」。それだけです。こう考えるのが、演出家の考え方です。だってさ。**中身がどんなに素晴らしいプレゼントでも、ほしくない人にほしくないものをあげてどーなりますか？**　……って話です。

そんなわけで、今回最初の「ウルトラ大鉄則」は、この写真なのです。

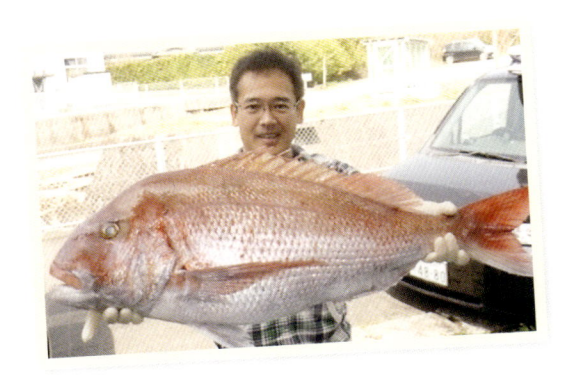

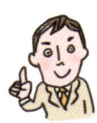
じつはぼく、釣り大好きなのです。この鯛、めっちゃすごいでしょ。さも自分で釣ったかのように持ってますが、高知県は土佐清水市で、プロの漁師を兼業している歯医者さんが釣ったものです。

これこそが、極意の極意!!　番組作りの極意でもあり、みなさんがメンテの重要性を伝えるための極意でもあります。

すなわち、「鯛を釣り上げる」。

どーゆーことでしょうか!?!?

鯛とは、「……たい」。つまり、**相手の気持ちの奥底に潜んでいる「たい」**を見つけ出しておびき寄せて釣り上げる。「俺ァタバコは絶対やめないよ。禁煙の話なんて聞きたくもない」と言ってる人も、心の中のどこかには、「でも、やめられるもんならやめたいけどね」が潜んでいるはず。それを釣り上げるのです。じょうずに釣れば釣れるのに、**いきなり頭から「正しい」という名の薬剤ぶっかけてプカ〜ッと浮かせようとしちゃうような**やり方じゃ、キョヒられてあたりまえ。してませんか、そーゆーの。押し付けてませんか、「80歳になっても自分で噛めるすばらしさ」とかいきなり。

人は皆、正論聞かされるのは大嫌い。**そうなるとわかってる場所には近づきたくもない。**自分だってそーなんだもん。まして立場的に引け目を感じている人が、立場的に公明正大な人の所に出頭してるんだからねえ。

「俺ァ歯みがき指導なんていらないよ。でも、○○が△△なら◇◇たいけどね」。これを見つけ出しておびき寄せて釣り上げる。相手の鯛さえゲットすればしめたもんです。ほしいんだから受け取る。そーゆーことです。

ほしかったものが手に入るんだから、相手は喜ぶ。うれしいから続いちゃう。それこそが、あなたが一番ほしかったものですね。こう考えるのが演出家の発想法です。演出家は欲張りですから。狙ったものは確実に手に入れなければ気が済まないし、飯の食い上げになりますから。

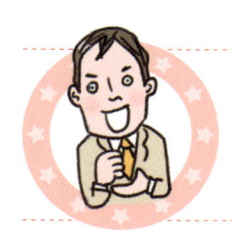

演出、これすなわち「カン」の制御なり。

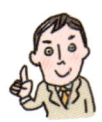

NHKの番組は、大半が「薬剤ぶっかけ系」でした（てゆーか、「です」）。だから、ぼくのやるべき仕事は、つねに明確に見えてました。でっかい鯛を釣るための「あの手この手を考える」。もちろん、「生活習慣を変えて健康を維持したい」という巨鯛釣りは、簡単ではありません。居場所を正確に把握して、目の前に大好物のエサを、確実に投入できれば一発で仕留められますが、そうはうまくはいかないもの。なので手順が必要です。なんとなくいそうな場所を洗い出したら、手を変え品を変え、いろんな撒き餌でおびき出す。そのとき真っ先にやるべき第一歩目が、「聞きたい」を釣り上げることです。だから、説明なんてしてる場合じゃないのです。聞きたい、知りたい、わかりたい。めっちゃ聞きたい、めっちゃ知りたい。これらを確実に釣り上げておけば、説明のじょうず・へたなんて二の次。あなたの説明も、**「すっげえいいこと知ってしまった!!」**になって、メンテの重要性を自分のものにしてもらえるでしょう。つまり、ぼくは説明のプロなんかじゃなく、聞きたいモードへ導くプロとして、18年間あの番組で働いてきたというわけです。

ではここからが、そのやり方。コツがあります。「鯛」は感情ですから、「感情を制御（コントロール）する心づもり」で臨むこと。理屈じゃないってことです。人間は、感情の生きもの。何かを受け入れるか拒絶するか、ほぼ**すべてを論理的思考ではなく、感情で決めています**。後から論理で修正することはあったとしても、その論理そのものが、感情に沿った状態で形成されてますからね。最近の言葉で言えば、「いいね」をポチッとするかしないか。いきなり理屈を振りかざすのは、むしろ魚を散らすようなものと心得といてください。

「ガッテン」では、どのディレクターが作ってもうまくいくように、番組作りのノウハウを「文法化」してました。これ、何にでも応用できると思うんで、発表しちゃいますね。ぼくのいた頃は600本くらいはこの流れで作りました。

①共感は、「あ、そうそう。そうなんだよね〜」という感覚。つまり、「思い当たるフシ」。「わかってくれてる」という安心感にもつながるので、とっても大事。上から目線でなく同じラインに立ってる感じもアピールできます。身近な方がよいです。

②なんだろー感は、めっちゃ使える優れモノ。「え、なに？　何なの？　どーゆーこと？」。この軽い疑問がいったんアタマの中にわいてしまったら、人はそれが解決されないと、気持ちが悪い。つまり、知りたい・聞きたいモードが、一瞬にしてできちゃうわけです。あまり難しいとめんどくさく（「知るかよモード」に）なっちゃうので、「ついつい気になる」くらいがよいですね。タイミングよく繰り出せば、いつまでも聞き続けてくれます。これのあざとい例が、民放で言う「CMまたぎ」ですね（「CMのあとは……!」って必ずモザイク入ってるでしょ。あれです）。

皆さんの**まわりにいる、「雑談の達人」**を観察すればすぐにわかります。一方的な説明なんて絶対にしない。無意識のうちにしょっちゅう、この共感となんだろー感を使いこなしてるはずです。

そして、この共感となんだろー感をほどよく組み立てることによって、**③納得感を大きく増幅させる**ことができます。「ふーんそーなんだ」程度ではなく、「おおお、なるほど〜!!　そーゆーことだったんだ」みたいな感じで。これが起これば、もういただきです。「すっげえいいこと知ってしまった!!　よーし、やってみよっと!!」てな具合で、行動変容のいっちょあがり!!です。

そこにすかさず**④お得感**をもう一つプレゼント。「ちなみに、こーするともっといいことが起こりますよ」を加えれば、もう「恩人」のレベル。「来週も来なきゃ」と思うから、視聴率も上がる。まったく同じことを伝えるのでも、「いやなことを押し付ける人」なのか**「めっちゃいいものくれる人」**なのかは、伝え方次第でえらい違いですからね。

ガッテン文法

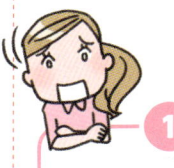
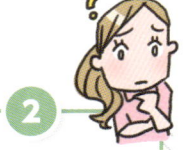
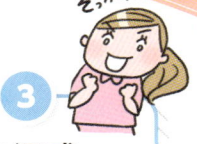

1 共感

「ふんわりとしてパラパラのチャーハン、おいしいですよねー」(そうそう、パラパラがうまいんだよね)

「でも家で作ると、なんかベチャッとするんですよね」(そうそう、そうなんだよねー)

2 なんだろー感

「それ、油のせいでもご飯の水分のせいでもありません」

(え、じゃあなんなの?)

「じつは『マヨネーズ効果』で、誰がやってもふんわりパラパラになるのです!」

(え、なんなのそれ? 早く教えて!)

3 納得感

(そうかあ! 卵が水と油をつなげてくれるんだ! だから、「卵を入れたら8秒以内にご飯」なんだ!)

4 お得感

「さらにこんなー工夫でプロ顔負けの『変わりチャーハン』ができますよー!」

(ええ〜! 今日も明日も作らなきゃ!!)

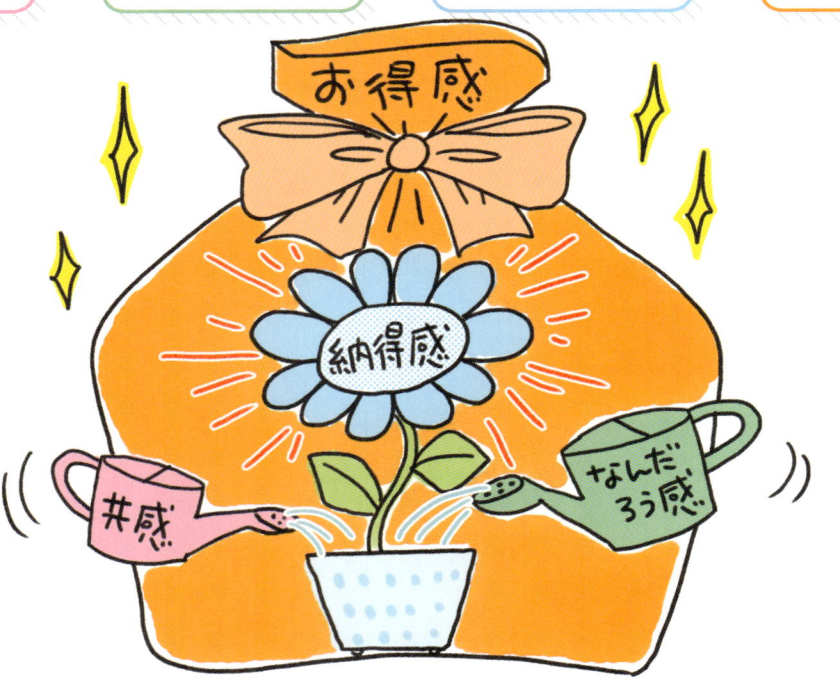

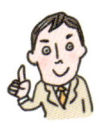
プレゼンテーションは、プレゼント。中身さえ良ければ、雑な渡し方でいいなんてこと、ありませんね。中身が良ければ良いほど、最高の渡し方を考えますよね。「私はなぜこれをあなたに渡すのか」を理屈っぽく語られたら、「いらねえよ」でしょ。それと同じです。あ、それで言うと**ダメなプレゼンの典型**は、「『とは』から始まる話」ですからね。「歯周病というのは……」って、いきなり説明モード全開!! そりゃ立場上聞いてはくれますけどね、心は離れていきます。ぼくはこれを「永遠の別れ」と名付けてます。

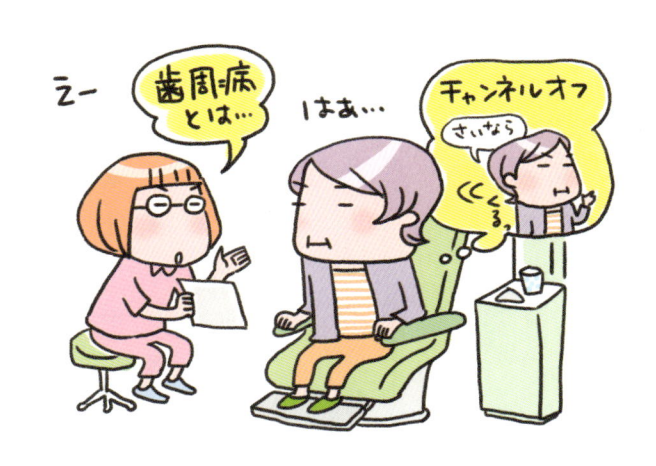

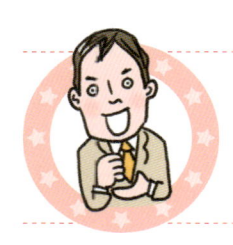

最強の"感"は、「お得感」。

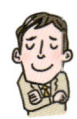

今どきの人たちは、得なことがなければついてきません。「正しいことをきちんと」なんて、どーでもいい。けっして「正しい」ではなく、「めっちゃお得なこと」として、メンテのメリットや、「ちょーすごいコツ」をプレゼントしてあげてください。だってどう考えたって、歯が抜けずにおいしく食べられて血糖コントロールもできてシャキシャキ歩けた方が、めっちゃ得に決まってるんだから。

でも、いきなりお得感をバッチリ感じさせるのは難しいです。だから考えるのです。逆に、「阻害要因は何だろうか」を。チェアサイドで起こることで、お得感とは真逆に働いちゃう"感"とは、一体なんでしょう?

そう、「押し付けられ感」「早く終わらないかな感」「もう来たくない感」などなどですね。それらはいつどのように相手の気持ちの中に発生するのでしょうか? たぶん、いろんな瞬間に生まれたちっちゃな負の気持ちが重なってできるものでしょう。そーゆーのを、ちゃんと一つずつ考えるのです。相手の顔色を見ながら。今どきの人は勝負早いんで、つまらない番組は一瞬で「ピ」でしょ。あなたの目の前に横たわってる人も、心の中は同じです。

「よくわかんないんですけど感」「なんか上から目線なんですけど感」「出た出た、毎度おなじみのお説教ですね感」「そんなのわかっちゃいるんだけどねー感」「その図が怖いんですけど感」「レントゲンとか見せられてもどこがどうだかわかんないんだよね感」etc., etc……。

これらのすべては、あなたが「こちら側」にいるから起きるもので、こちら側にいると気づきにくいものです。……ということを心して、ちゃんと一つずつ考えとく。だって、プロなんですから。

相手の鯛をおびき寄せ、食いつかせるベストなエサは何なのか。ケースバイケースでいろいろ考えておくんです。繰り返しますが、"感"には"感"。理屈ではありません。話を受け入れてもらうには、「話の内容以前の"感"」、すなわち笑顔や声、医院の空気その他がいい状態であるに越したことはないですからね。

ちなみに、巨鯛を釣るには、早い段階で、まずちっちゃい鯛を次々釣ることです。そのためにもっとも手っ

取り早いのは、クイズです。クイズの効果は絶大です。「受け身で聞き流そうとしてた人」を、一発で「能動態」に変えちゃう力があります。「さて何でしょう!?」と言われた瞬間に、「ええっと……」と考え始める。この瞬間に能動態に切り替わってますから。

紙面の都合で、歯科で使えるクイズの具体例はここではご紹介できませんが、ご存じ・岡崎好秀先生の一連の著作*1の中に、すっばらしいのが死ぬほど出てきますんで、探してみてください。

やらかしがちな失敗は、「この後説明する内容につなげなきゃ」と思って、どストレートでクソおもしろくもない問題を出しちゃうこと。それ、「どーせお説教だろ感」に直行です。クイズで絶対にはずしちゃいけないポイントは、「つい考えたくなる・つい答えたくなる」。これが起こらないクイズは、プラークのかたまりみたいなものですんで。

ダメなクイズ

「歯の周りにつく、細菌のかたまりをなんというでしょう?」

(答え:プラーク)

「おとなの歯は、何本あるでしょう?
①20本 ②28本 ③44本」

(答え:②28本)

すばらしいクイズ

「動物園のサルは、どの季節にむし歯が増えるでしょうか? また、その理由はなんでしょうか?」

(答え:春と秋 理由:気候が温暖な季節におしかける行楽客がお菓子を与えるから など)

まずはとにかく、この言葉を思い切って言えるようにがんばってください。それだけで、チェアサイドでの会話がビックリするくらい激変しますよ。その言葉とは……

では、いきなりですけどクイズです。

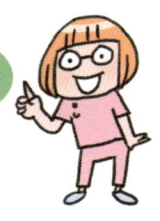

＊1 岡崎好秀. 世界最強の歯科保健指導(上巻) 診療室から食育まで. 東京:クインテッセンス出版, 2017. など

その2

歯の断面図じゃ伝わらない。

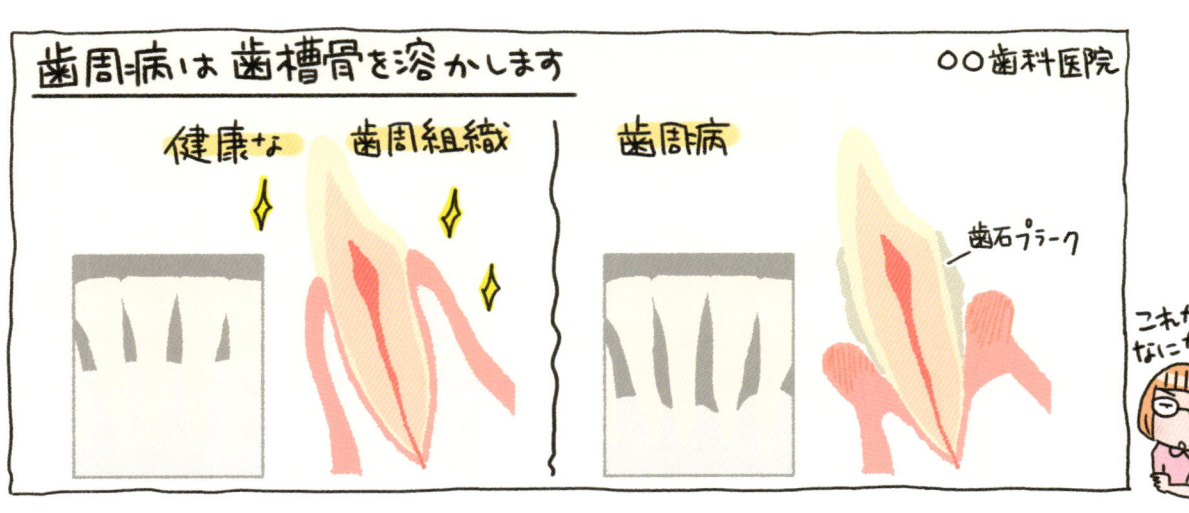

歯周病は歯槽骨を溶かします　　〇〇歯科医院

健康な　　歯周組織　　　歯周病

歯石プラーク

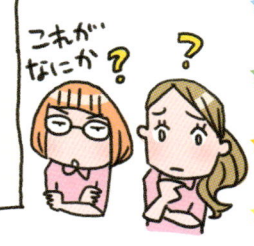

これがなにか？　？

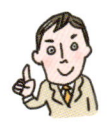

だってね。

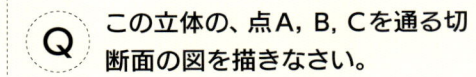

Q この立体の、点A, B, Cを通る切断面の図を描きなさい。

ってね、難関中学の入試問題で出るんですよ。小学校出て30年も50年もたったおじさんおばさんに、ピンと来るはずないじゃないですか。しかも、こーゆー図って、**レントゲンは正面からなのに、断面は横から**ですよね？

Q この立体をイの方向から見た図を描きなさい。

も、出題されてるんですよ。見慣れた人にはフツーでしょうけど、頭ン中でモノを回転させるの、みんな苦手ですから。

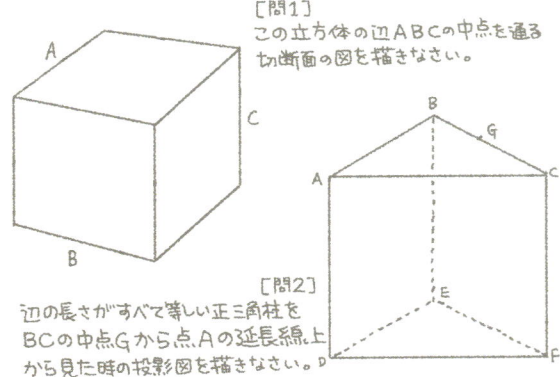

［問1］
この立方体の辺ABCの中点を通る切断面の図を描きなさい。

辺の長さがすべて等しい正三角柱をBCの中点Gから点Aの延長線上から見た時の投影図を描きなさい。

［問2］

歯槽骨だって読めないし、なんで**歯の中心に血が流れてるんですか？**（としか見えない。）

歯は歯でしょ。しゃべったり笑ったりしてる人の口元から見えてるものしか見てないんですよ。それに、子どもの頃に抜けて手のひらに乗ってたのとも違うでしょ、これ。想像すらしたことのない、異次元の図ですから。

いや、**その気になれば理解はできる**んですよ。でも、いきなりこれでふつうに語られること自体に、気持ちがついていかない。「このほうが正確に伝えられるし……」ってね、「伝える」と「伝わる」は、まっっっったく別のことですからね。「伝える」が目的になっちゃダメなのです。「理解を強いられる」のは不快だし、そもそもキモいし痛そうだし、目をそむけたくなるのが、**普通の人の感覚**なのです。虫やヘビが嫌いな人は、テレビにアップが映ったら、即座にチャンネル替えたくなるでしょ。あれに似た感覚。

それに。典型例で語られると、多くの人は「よほどダメな人の例」だと思ってしまう。さすがにそこまではひどくないでしょ、みたいな。だって自覚がないんだから。（どーでもいいですが、断面図って「ダメンズ」と似てますね。）

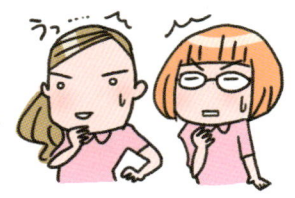

うっ……

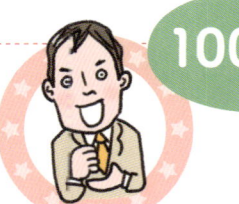

100均素材で、脱・断面図。

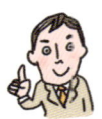

同じキモコワ系でも、前章でお話しした「デン〇ーシス〇マ」の着ぐるみは、なぜイケてるか。

ややカワが混ざってるのもありますが、**「直感に訴える力」**があるからです。「自分の歯ぐきの下が、**ああなってたら、やだな**」と。まさに、演出による"感"の制御（コントロール）。さらにそこには、「立体」の持つストレートな訴求力もあります。

「説明」だけなら、CGの方が圧倒的に有利です。でもガッテンで大掛かりな「模型」を多用してたのは、立体の強さにプラスして、強力な「気迫」があるからです。**「そーまでして伝えようとしてくれた感」**が、見る側に自然とわくのです。動きが多少もたつくのも含めて。

じつは既成の緻密な立体モデルよりも、100均素材くらいのチープな方が、訴求力がはるかに強いのも同じ理由です。そーまでして感。これ、案外イケるんで、やってみましょーか。

100均劇場 初級編

「歯みがきのコツ」セット

| 製作時間 | **5**分（乾燥・着色除く） | 材料費 | **400**円（+税） |

テーマ ゴシゴシみがき vs クシュクシュみがき

一見気合が入ってるゴシゴシ磨きだと、「あんた、磨く気あんの？」状態だということが、一発でわかります。磨けば磨くほど、磨き残しが出ます。ブラシ渡してほっとくだけで、どう磨いたら汚れが落ちるか、勝手に探りはじめ、教えずとも、磨き方が身につきます。ちなみに、「コチョコチョみがき」よりも「クシュクシュ」の方が語感的に力弱さがあり、good！　それでゆーと、「ゴシゴシ」より「ガシガシ」。

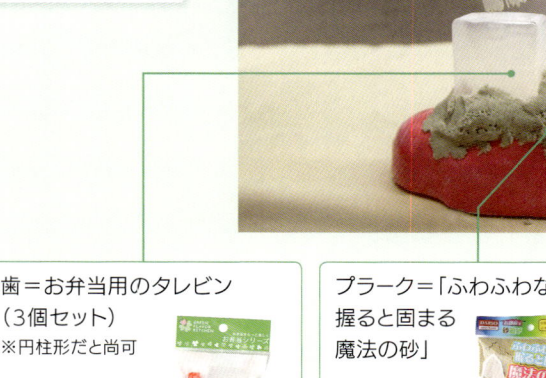

歯ブラシ＝多用途ブラシ

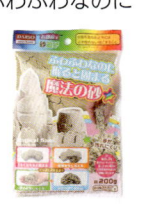

砂のプラークをきれいに落としてみてください！

歯＝お弁当用のタレビン（3個セット）
※円柱形だと尚可

プラーク＝「ふわふわなのに握ると固まる魔法の砂」

歯頸部＝紙粘土（水彩絵の具で着色）

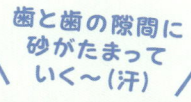

歯と歯の隙間に砂がたまっていく～（汗）

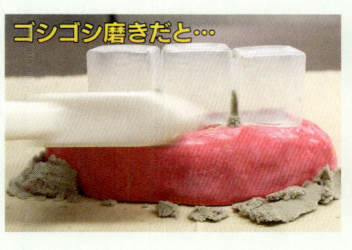

ゴシゴシ磨きだと…

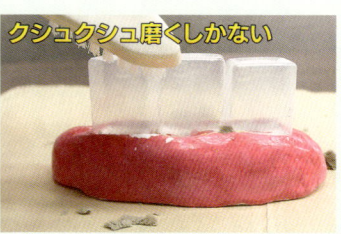

クシュクシュ磨くしかない

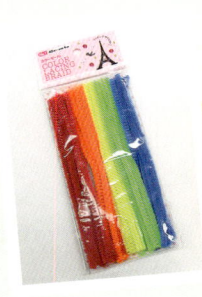

フロスの有効性にも！
こんなモールを使えば、「歯間ブラシ（糸ようじ）の意義やコツ」も、いけます。

「グラグラブヨブヨの秘密」セット

製作時間 **30**分（乾燥時間除く）　　材料費 **600**円（+税）

テーマ **水面下の骨粗しょう症**

　ただの歯の汚れでしかないプラーク。ちょっと歯みがきをサボったくらいで、なんで歯が抜けちゃう「惨事」になるのか、ナゾ解明を楽しみます。

　シロート目にはそれほど差のない2つの歯。相手の反応を引っ張り出しながら、歯肉をはがすと……。

　「言われてみればあたりまえだけど……」の声かけは、大きなポイントです。「あのね、じつはこの下は骨なんですよ」。「たしかに、言われてみればそうだ!!」は、見過ごしてた大事なことに気づいた!!瞬間ですから。ブヨブヨの人ほど、骨の存在感はないですからね。

　骨粗鬆症は誰もが「骨が溶けてスカスカになるのよね」と知ってるため、イメージを直結させやすいです。「まさかそんなことが、自分の口のなかで……って思うでしょ。でもホントなんですよ」みたいな展開。これを見ちゃった後なら、「歯がひょろ長くなってる写真」の見え方がまるで変わります。骨が下がれば肉だって下がるのは、子どもでもわかる理屈ですから。もちろん、鏡で見た自分の歯ぐきの内部も、エックス線像でうっすらとしか見えない歯槽骨のラインも、見えちゃう目に変わる。「写ってないけどこの辺が歯肉のブヨブヨで……」という「説明」が、全部アタマにス〜ッと入るようになります。

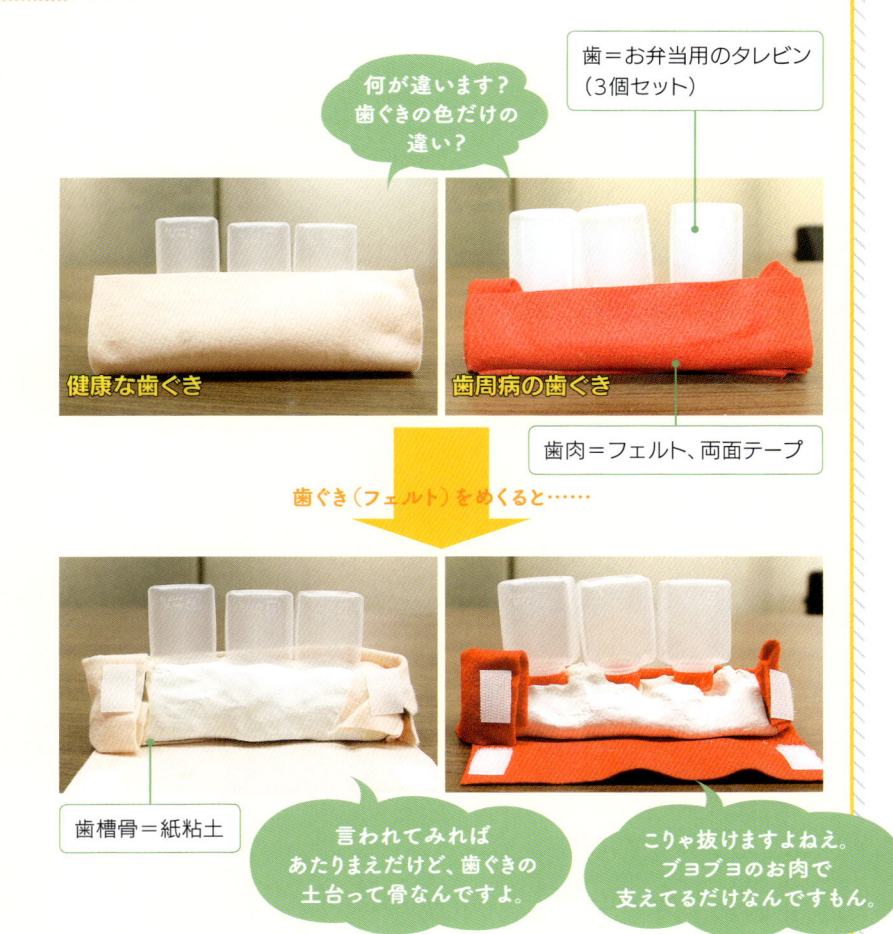

何が違います？歯ぐきの色だけの違い？

歯＝お弁当用のタレビン（3個セット）

健康な歯ぐき

歯周病の歯ぐき

歯肉＝フェルト、両面テープ

歯ぐき（フェルト）をめくると……

歯槽骨＝紙粘土

言われてみればあたりまえだけど、歯ぐきの土台って骨なんですよ。

こりゃ抜けますよねえ。ブヨブヨのお肉で支えてるだけなんですもん。

なぜ？と聞かれたら…

歯周病菌は空気が嫌いな菌だから、奥へ奥へと潜り込もうとする。その時に出す毒を浴びると、骨を溶かすハコツ君（破骨細胞）がやたら活性化して、骨を溶かしちゃう。歯がどんなに丈夫でも、土台がめっちゃ骨粗鬆症。ちなみにハコツ君は誰しも全身の骨に持ってる細胞で、日々、新陳代謝のため古い骨を溶かしてくれる大事な役割。ただ、口の中に歯周病菌をたくさん持ってると活性化しちゃって起こる惨劇。もったいないよねえ。

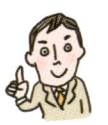

　まだまだ「歯医者さんじゃなくてもできる作業をもくもくとこなす人」というイメージを持たれることも多い歯科衛生士さんが「私のために、こんなことまでして教えてくれた!」という演出効果は、多大な

ものがあるはずです。

　では最後に、皆さんがいちばんわかってほしい、歯科衛生士の重要性が伝わる上級編です。

「劇的改善のヒ・ミ・ツ♥」セット

製作時間 **3**分　　材料費 **300円**（+税）

テーマ **わたしの領域**

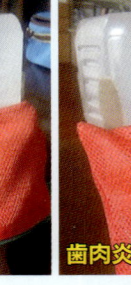

歯石＝貼り付け用マジックテープ

歯肉＝メッシュケース

健康　　**歯肉炎**

ビシッとつかめば　　なかの手をグーにすると

　単純明快、ちょーシンプル系。単にメッシュケースに手を突っ込むだけなのに、日ごろの歯みがきの重要性も、メンテに通うことの大切さもわかっちゃう、スペシャルバージョンです。ちょいトリッキーなマジックショー的演出を加えることで、効果が激増。

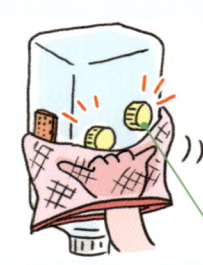

健康な時は無理だったけど、歯ぐきとの間にすき間ができると、歯周病菌が入り込みやすくなりますね〜

　メッシュケースに突っ込んだ手で、歯になるもの（ここではペットボトル）をビシッとつかめば、正常な歯肉を表現。なかの手をグーにするだけで、歯肉炎を表現できます。「腫れるとホラ、隙間が」。シンプル〜!!

歯周病菌＝ペットボトルのキャップ
※スピロヘータをイメージしたイラストなんか描いちゃうと尚可

歯ぐきをどけると、あれっ?!さっき何もなかった歯面に、ガジガジが!!こいつら、「めちゃ悪」なんですよ〜

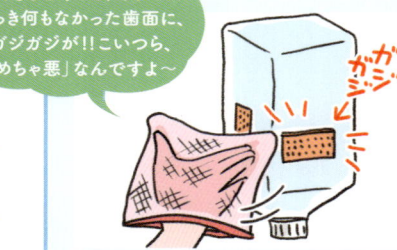

ガジガジ

　で、歯石は歯と歯の間だけじゃなく、歯肉をめくったその裏側にこそガジガジについてることを示します。マグネットと両面テープを使った、単純なマジックです（その種明かしははみんなで考えてね）。
「こいつら、固まったらどんな歯磨き剤でも取れないどころか、骨を溶かす毒を出すんですよ〜」とか言いつつ……

　ここでの最大の「お得感」情報は、プラークによる炎症さえ抑えておけば（＝日々あなたがちゃんと磨けば）、うれしいことに、歯肉は再びピシッと引き締まるんだ!! という気づき。

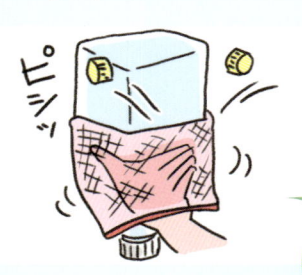

ピシッ

なんと、歯ぐきがまた隙間なく貼りつくんですよ〜♥そしたら、歯周病菌はほとんど侵入不可能、ですよね〜

　つまり、「やればできる!!」がわかる。グーパーを繰り返すだけで!!
　そして!「それでも少〜しずつ奥の方にできちゃう "悪の隠れアジト" を、一撃のもとにきれいさっぱりなくしちゃう、とっておきのワザがあるんですけど、知りたいですか？ それはね……。わたしがこの目で確認しながら、ひとつずつ全部片づけること。役割分担で行きましょーね♥」……な〜んて運べば、後光キラキラの救世主になれちゃうってワケ。
　さらに!! そのタイミングで、「外からは全然見えない "隠れ歯石" の実物があるんですけど、見たいですか？ これなんですよ〜」もよいですね。「げ、こんなのが自分にあったらやだなー」と素直に思えます。フツーにいきなり見せたら、ただ汚くてキモくて目を背けたくなるだけなのに、「うわ〜、こんなのが!!」と触ってみたくなっちゃうかも。そりゃもう大成功!! 「取って取ってぇ〜」の世界です。
　忘れちゃならない決めゼリフは、「そこから先は私の仕事です。そのためのプロですから!!」
　いや〜かっこいい!! 頼もしい!!

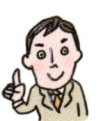

　今回はすべて、「100均グッズでさえもできる」を示すための例です。100均でこれですから、大型ホームセンターや、まして東急ハンズやロフトなんかに出かけちゃったら、**「なにをどうしてくれようか」**のワクワク感で大変なことになっちゃいます。
　耐久性のある素材や構造を各自でくふうしたくなったら、もう達人クラス! 皆さんの身の回りなら「デント○イムガム」とかのトゥースボトルなんか、使えそー。あと、

水に強い固まる素材とか持ってるんでしょ（土佐清水の歯医者さんが漁具を作ってるの、見ましたよ）。汚して磨かせるなら、歯の形じゃなくても何でもOKだし。考えれば考えるだけ、いろいろできそーですねえ。
　患者さんの目の前で、こーゆーガラクタのようなのが入った、**「達人の宝箱」**（もちろん手作りで装飾してくださいね）のふたをおもむろに開けるところからが、立派なショータイムですからね。

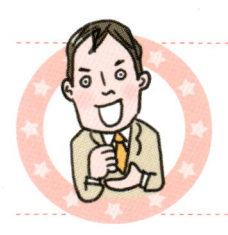

カラ回り……? そのパワーで!!

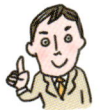
ひるがえって、皆さんの歯科医院での「伝え方」を見てみましょう。あらかじめお断りしておきますが、これ、内容的にはとてもよくできています。何よりも**「こうしたかった」という気持ちがあふれた、力作**です。ただ、言えることは、「惜しかったですねえ」。こちら側、からの目線だったんですね。

歯科目線が惜しい! ❶

そんな気はないのに 押さえつけ目線な用紙

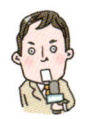
あなたの幸せのために「お口の総点検」はとにもかくにも大事なんで、徹底してやってあげますからね。……というのをわかりやすく伝えたかったはずなのに、これ**怖いですから。上から押さえつけ目線が。**「よって」や「いかなる」の言葉のキツさも加わり、「もう逃げ場はないんだから。どこかどうダメか暴くからね。その後も通ってもらいますよ。」と言われてるようにしか見えないのが、患者目線。「あなたのため」も、押しつけてます。

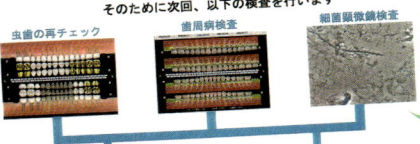

様 次回、お口の総点検を行います

うがいをしても風邪をひきます
毎日健康食品を摂ってもガンにかかることもあります
歯も同じようにいくら歯みがきをがんばっても虫歯・歯周病を完全に予防することはできません
でも一度虫歯や歯周病にかかってしまうと、いかなる治療を行っても元に戻すことはできません（歯や歯を支えている骨は再生能力がないため）
よって歯の健康を維持していくには、きちんと検査を行ってその検査結果に基づいて、定期健診・クリーニングの間隔を決めていくのが最も効率的です

そのために次回、以下の検査を行います

虫歯の再チェック　歯周病検査　細菌顕微鏡検査

問題のない方は　問題のある方は

検査結果によりその方に合った定期健診の間隔をご提案します　歯周病が進行している方には歯周病治療を継続します　むし歯のリスクが高い方には唾液検査をお勧めいたします

むし歯の治療が一通り終わり、痛みもなくなって安心してしまう方も中にはいらっしゃいますが、それではまた歯が悪くなってしまいます
皆様のお口の健康をお守りするために最終の検査は必要です
私達スタッフ一同は、　様にまた痛い思いをしていただきたくありません、いくつになってもご自分の歯で美味しくお食事していただきたいと思っております
そのためには、今のご自分の状態を知り、さらに治療が必要なのか、健診の間隔はどの程度なのか調べることが大切です
是非今後もいいお付き合いを長く続けさせていただくために、最後までお越しいただきたいと思っております

林歯科 hd 診療所

> こんな最新の装置で精密に調べてもらえるなんてありがたい!!……と思えるのは、「自分の歯をなんとか守りたい。そのための手段を適切に講じたい!!」と強く思ってからの話なのに。

> 下半分は、こちらの「思い」をちゃんと伝えています。でも、「長いつきあいになるので、いまのうちにあきらめておくよーに」、と聞こえちゃう。

一口アドバイス

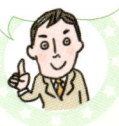
だとするならば、前述の模型ショータイムなどで、確実に「知りたいモード」を作っとくのが、先決でしょう。

そのうえでこの文書は、説明なんだか通告なんだかわからないものにするよりは、「なんと!!　最新のすごい装置で、めっちゃバッチリわかります!!」の**お得感をアピール**する系に変えた方がよいですね。で、現在の用紙がこちら。まったく同じ内容でも、使う言葉で受ける印象が変わりますよね!!

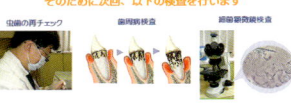

様　お口の総点検を行います

うがいをしても風邪をひきます。
毎日健康食品を摂ってもガンになります。
同じようにいくら歯磨きを頑張っても、むし歯や歯周病が進行してしまう方がいます。
そうなると、どんな治療を受けても元に戻ることはありません。（歯や歯を支える骨は再生力がないため。）

そこで、最新技術の検査がお勧め!
隠れたむし歯・歯周病の進み具合を知ることで、「あなたにあった」、「最も効率の良い」治療方法を見つけ出します。

そのために次回、以下の検査を行います

虫歯の再チェック　歯周病検査　細菌顕微鏡検査

問題のない方
・検査結果により、その方に合った定期健診の間隔をご提案いたします。

問題のある方
・歯周病が進行している方には、歯周病治療を継続します。
・むし歯がある方は治療を行います。また、むし歯のリスクが高い方には唾液検査をお勧めします。

林歯科 hd 診療所

「アドバイスを受けてすぐに作り直しました。おかげでいいのができました。ありがとうございました。定期健診の重要性をお伝えするのですが、その理解がされやすくなったかな、と思っております。今までどちらかと言えばイヤイヤ定期健診に来られていた感じがあったのですが、自ら進んでお越しいただけるようになったかと思います。」
（作者・林 誠司先生）

協力：林歯科診療所（京都市）

大人も子どもも見たくない写真が満載のパンフ

こちらのは、どうでしょう。床矯正のお誘いのチラシですね。

これ、お誘いのチラシなんですよね？ 低学年のお子さんや親がこれ見て、どー思えばいいんですか？**「つーか、見たいすか？」の世界**ですね。

やはりこれも、いつの間にか「正しく説明」が目的になっちゃってます。説明は、**「食いついてきた人**（＝聞きたいモードがすでにできた人）に、あとから」すればよいもの。説明のための資料は、別途用意しとくほうがよいですね。

「説明兼用」であるならば、ホント、よくできていて中身もしっかりしているんですが、チラシの目的が、「子どもを誘う」だとしたら、**撒き餌どころか追いチラシ**てます。

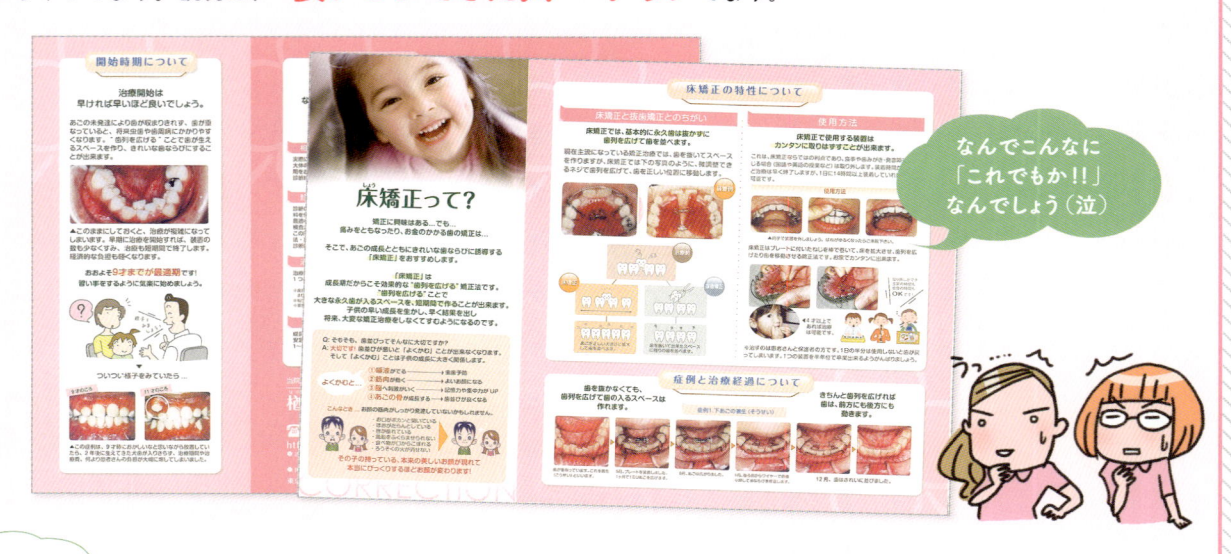

なんでこんなに「これでもか！！」なんでしょう（泣）

一口アドバイス

目的が、「親をおびき寄せる」だとしたら、少なくともこれは必須です。「子どもが喜ぶ」「いやがらない」「痛くないよ」。

「とりあえず食いつかせる」が、チラシの命ですから。そして、こーゆー感じではどうでしょうか。

だって、これを持ち帰った親は**必ずこれを見せながら、「ねえ、やってみる？」**ですから。「ええ～、絶対ヤダ」で秒殺くらったら、アウトですから。

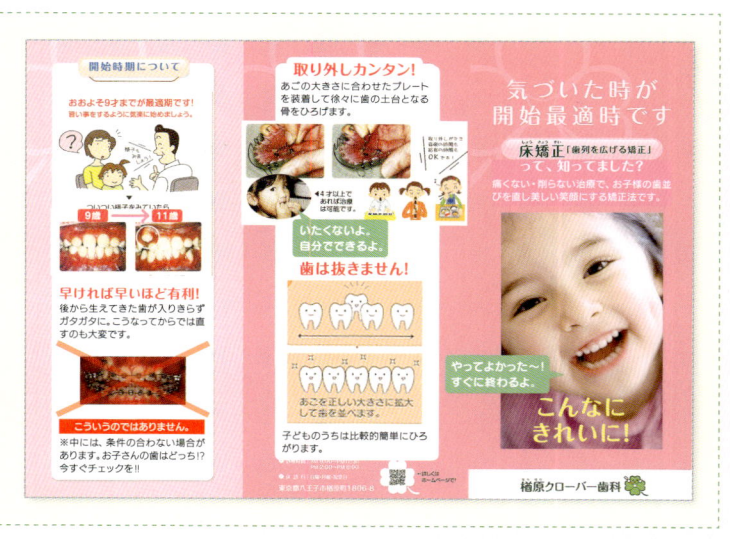

協力：楢原クローバー歯科（東京都八王子市）

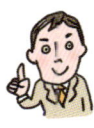
伝えたいという思いがこうまで強いのならば、だからこそ、そのエネルギーをフル稼働して、「受け取る側の、シロートさんがどう反応するか」に思いを巡らせてほしいのです。

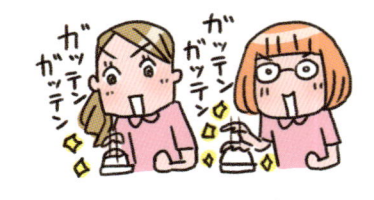

カギは「気持ちよさ」だった。

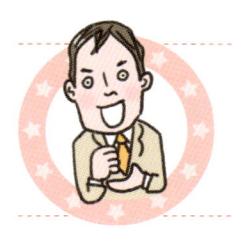

本当に、人を救いたいなら。

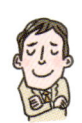
「正しいことをきちんと伝える」では、なかなかうまくいかない典型的な実例を挙げましょうね。それは、2011年のこと。東日本大震災後におびただしい数の方々が長期の避難生活を余儀なくされているなか、肺炎を防ぐためにたくさんの歯科医療関係者が現地でご尽力されました。テレビでも毎日朝から晩まで「エコノミークラス症候群や肺炎の予防の大切さと、その方法」を伝えていました。その状況下、**「ガッテンで何ができるか」を死ぬほど考えた**結果が、「″予防しましょう″の否定」です。それでは人は動かないから。

案の定、避難所の方々にインタビューすると、多くの方から同じ答えが返ってきました。みなさん、ちゃんと感謝してるんです。次々といろんな人がやってきて心配してくれて歯みがき指導してくれることを。でも……。

「ここで生き延びてるだけで精一杯で、この先の健康のこととか考えられないんだよね」「なかなかできないよ」。ぼくたちが予想したとおりに、結局大半の方々はやれてないわけです。わかってはくれてても。テレビも見なくなってました。

だからガッテンでは、「今すぐ避難生活が気持ちよくなる裏ワザ教えます」という、**ふざけてるんじゃないかと批判されちゃいそうな**テーマを、思いっきりぶちかましました[2]。「せっかく歯みがきするなら、ついでに歯ぐきも軽〜くこすっとくと、めっちゃ気持ちいいですよ」と。

このときの避難生活者の方々の顔が、ぱあ〜っと晴れやかになっていった映像は、今でも忘れられません。口々に「これはいいねえ ♥」の連発。

もちろん、「すっげえお得!!」も加えてます。

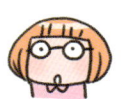
気持ちいいだけじゃなくて、ほら、脳がこんなに活性化してるでしょ？　歯ぐきの神経が刺激してくれるんですよ。

おお〜。

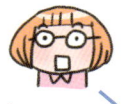
ちなみにある介護施設で行ったら、ほら、肺炎死亡率が激減した実績もあるんですよ。

おおお〜。

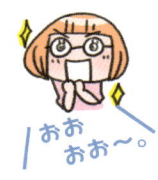
脳のはたらきがよくなると、のどのフタ（気道と食道を分けてる弁）の動きが滑らかになるから歯が肺に入らなくなって、なんとトリプル効果なんですよ。

おおおお〜。

……ってな感じで。

まったく同じことを目的としていても、「聞き飽きたよ。わかってるよ（わかってなくても）。」では、**ゼロどころかマイナスですから**ね。先々罹るかどうかもわからない病気の予防にまで手が回らない人たちも、「今すぐ気持ちいい」なら食いつくはず。肺炎予防という本来の目的を、「ついでにゲットできちゃうおまけ」と伝えた方が、「めっちゃおトク!!」と、ますます食いつく。こう考えるのが、演出家的な発想法です。だって**結果が起きてナンボ**なのですから。

そしたらね。ある時たまたま見ていた民放の番組で、散歩しながら歯みがきしてた高齢の方がインタビューを受けていて、言ってました。「これ？　長生きしたいから。気持ちいいんだよ、頭もスッキリするし。ガッテンでやってたんだよ」ですって!!　もう**昇天**モノのうれしさ!! です。

---

*2「ためしてガッテン　役立ちたい！避難生活が楽になる裏ワザSP」（NHK総合）2011年4月20日放送.
参照：http://www9.nhk.or.jp/gatten/articles/20110420/index.html（2016年6月23日アクセス）

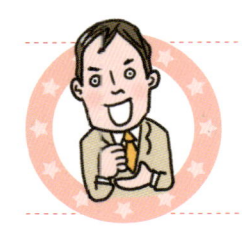

それは人間の根源だから。

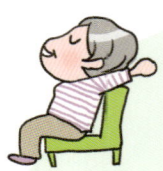
エコノミークラス症候群の予防も同じ。

「ただ下半身の運動やストレッチじゃなく、『イナバウア〜〜!!』を加えてみてください。
めっちゃ気持ちいいですから」方式。

マジ血流回復が実感できますから。ほら、足指ぽかぽかで気持ちいいでしょ？サーモで見ても真っ赤。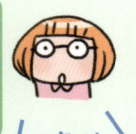

おお〜。

お腹ポンプが陰圧になって下半身の血液を吸い上げる、W効果なんですよ。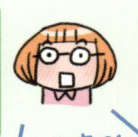

おおお〜。

寒い避難所で冷え性改善できちゃうついでに、突然死を防げちゃうって、すごくない!?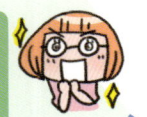

おお
おお〜。

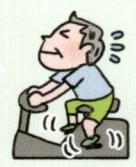
ダイエットだって同じ。

1ヵ月で3kgとか5kgとか、遠くの大きな目標立てちゃうから失敗するわけで。
「明日の朝、今朝よりも50gか100g軽ければ、大成功!!　朝、1日の始まりに
『お!!減ってる。よっしゃ、昨日がんばった甲斐があった!!』って、気持ちいいですよ〜」方式。

いったん軌道に乗ったら、毎日毎日めっちゃ気持ちいいですから！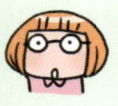

おお〜。

食欲を抑えるホルモン（レプチン）の働きが正常化するんで、途中からは自動的にやせやすくなりますよ。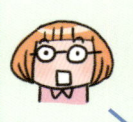

おおお〜。

毎朝、一喜一憂して楽しんでるうちに、3ヵ月で−4.5キロから9キロ。楽しくてついやせちゃう感じで。すごくない!?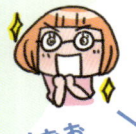

おお
おお〜。

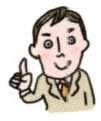
だってね……。**苦しいことや面倒なことはがんばり続けられないのが、人間。** でも楽しいことうれしいこと、期待感のためならがんばれる。だいじなのは、遠い先の大きな目標じゃなく、ちょっとした気持ちよさ。そっちの方が、パワーがでかい。皆さんのお仕事の中で、メンテの大切さを言うよりは「気持ちよさ」を「感じてもらう」ためには何が必要でしょうか。考えてみてください。面倒だなーと思うのも、"感"。うれしい楽しいも、"感"。押さえつけてやらせるための理屈じゃなく、「感をコントロールするための理屈」を、相手を見ながら考えるのが、プロのお仕事ですよね。ガッテンしていただけたでしょうか!?

大サービスで、手っ取り早い方法論をお教えしときますね。**「共感」を使う**のです。じょうずに押し付けるのです。テレビ番組で街頭インタビューや「おいしい〜！」という感想、食べ比べ実験の結果表がしょっちゅう出てくるのは、**すべて共感を増幅させるため**です。「みんなそう思ってるんだ〜。たしかに!!」と。そして、共感を相手に手渡しするための最強フレーズ、「ですよね」も、こっそり多用するのがおススメ。

「ほら〜 ❤　すっごく気持ちいいですよね!!」「ほら〜 ❤ よかったじゃないですか!!　（私も）うれしいなー」「ここがこうなってる感じがするんですよね。でしょ、でしょ ❤」「○○さんもすっごい喜んでたんですよ〜」「私も、これやるようになって、朝が来るのが楽しみで ❤」をあちこちちりばめて、「そんなもんなのかなあ？」を「だよね、だよねー」に変えちゃうのです。

それって**テレビショッピングの演出とおんなじ**じゃん、ですか？　そりゃそーでしょ。効果があるからああまでやってるに決まってるじゃないですか!!　人間心理の一番のキモを突いたやり方は、単にモノを売ろうとしてる人たちじゃなく、人の幸せを願う**心の清い人こそが、もっと努力で**身につけるべきなのです。「メンテの大切さ」は、押しつけるよりも共に喜びあえた方がいいに決まってるんだから。あなたの医院に通う気持ちよさ、あなたなら、どう導きますか？

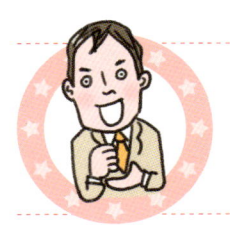

楽しむこと。& 変えること。

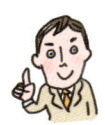

研修会等でお会いする皆さんを見てて、NHKの若いディレクターたちと同じだなーと思うことがあります。それは、「順を追って」考えよう・教えようとしちゃうこと。マジメですからね。でもそれ、理解のためには大事かもしれませんが、それやってるうちはガッテンガッテン!!にはなりません。あれは単に演出上のお約束ではなく、理解した時に**胸がすくような気持ちよさ**がともなって初めて、心からガッテンガッテンなのです。それで、ようやく行動が変わっていく。だから、ぼくは毎週毎週構成をガラリと作り変える仕事を続けてたのです。「順を追って」を捨て去り、「どこでどうガッテンするのが一番気持ちがいいのか」からの視点に、ディレクターの考え方自体を変えるように導きながら。

「あ、だから最近は、ガッテンしにくくなったのか?」とかは置いといて……。だからこそ!!なのです。**ゴールからの逆算で考えなければダメ**なのですよ。

皆さんがしたい説明の、ゴールは何ですか? 患者さんに何が起こることが、最終的なゴールですか? そこをハッキリさせないから、ついつい「説明すること」が目的化しちゃうのです。出発点から単に順を追って、職務遂行上の「通るべき道」をカンで決めながら進んでいては、気持ちのいいゴールにはたどり着けませんからね。

そんなところから、何かを変える。変えてみる。**変えなきゃ何にも始まりません**。「今までどおり」あるいは「今までどおりの延長」で考えてたら、「今まで止まり」にしかなりません。

「逆に、こーゆーの、どーなのかなー?」

この「逆に」という言葉が口癖になるくらいなら、きっと「演出家的な発想法」が身についてきた証しです。「カエルのこころ」を、ずっと忘れずにね。そしたら、**目の前の人が幸せになる瞬間をたくさん**目撃できて、どんどん楽しくなりますから。

ありゃ。紙面が尽きて、結局あまり具体的なワザはお伝えできませんでしたね。その分、ワザよりも大事なことに力を注いだということで、おゆるしください。**「心」があれば、ワザはいくらでも**自分で生み出せるようになるはずですので。ぼくはあちこちの研修で、そんな方々をたくさん見てきました。それでももっと知りたい、というご要望がありましたらば、皆さんの心の中の「鯛」が大きくうねりだしましたならば、また月刊「歯科衛生士」の誌面で、あるいは研修会場でお会いできるかもしれません。その日が来るのを心からお待ちしてます。&応援してます。

そこまでゆーか的な発言の数々、おゆるしくださいませ。すべて、何かが変わればいいなと願ってのことです。ではでは、どうぞ**思いっきり楽しんで**くださいね〜!(#^^#)!

説明は第一歩目じゃなくても…

GOAL

カエルのこころ

説明

おたのしみ♥

START

まとめ
- 私の、ではなく相手の鯛。それが結局、私の鯛。
- 変えてみた人だけが楽しめる。「こっちの方がいいじゃん!」を味わえば、さらに変わる。
- 楽しめば楽しむほど、幸せな人が増えていく。歯科衛生士は、そんなラッキーなお仕事。

変化球のススメ

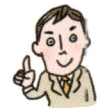
考えても考えても、すぐ行き止まり。次々とアイデアが生まれる人がうらやましい。……そんな悩みを持つことは、誰にだってあります。その解決策を得るためにするべきことは、実は思いのほかシンプルです。
「自分の頭だけで考えようとするからダメ。」
それだけの話ですので、

● 誰かといっしょに考える
● いろいろ見て参考にする

以上です。

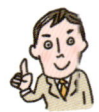
アイデアは何にもないところから生まれてくることはありません。必ずなにか元があって、そこから派生してくるか、それが育って生まれます。オリジナリティあふれる優れたアイデアも、育つ過程において何かが優れていただけで、ゼロから生み出す能力が高かったから生まれたのではありません。参考になるものは、街中にあふれています。

もうひとつ、アイデアが生まれる余地を狭めちゃうものについてもお話ししましょう。それは、「どストレートに考えるクセ」です。「どうやったらメンテの重要性を理解してもらえるだろうか」「正しい歯みがき習慣はどうやれば身につくだろうか」とかなんとかを、一直線上で考えてしまうと、「ありきたり」または「壁」のどちらかに突き当たるだけ。

……以上を踏まえて、このコーナーで皆さんにおススメしたいのが、「変化球のススメ」。まっすぐでダメなら、曲げてみる。そういう話です。

早速、街に実際にあった事例を見てみましょう。

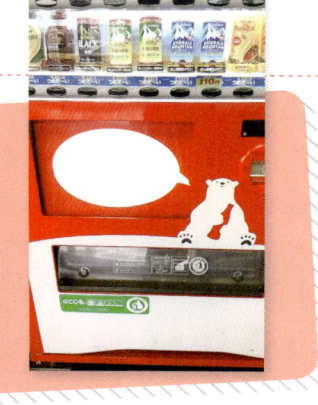

街なか事例 1

ま、どこにでもある自販機ですね。シロクマのセリフとして、この自販機がすぐれた省エネ性を持つことが語られています（加工して文字を隠してます）。
ドストレートならば、「**深夜電力利用で、冷却用の電力を節約しています。**」くらいかな。これだと、正しいことをきちんと伝えてはいるけど、目にも留まらないし、頭には少しも入ってきませんね。
実際に書かれていたのは、これです。いいでしょ、こ

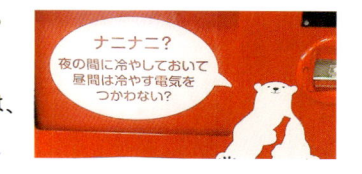

れ。意味でだけ考えれば、「ナニナニ？」には少しも意味がない。
でもこの方が伝わる。これが、変化球の威力です。

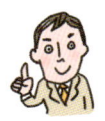
もうひとつ行ってみましょうか。同じ自販機シリーズ。どストレートならば、「**昼間の電力を95％節約しています。**」それが、ひねりを加えると、こうなります。ね。どっちが、この自販機のすごさを伝えてますか？

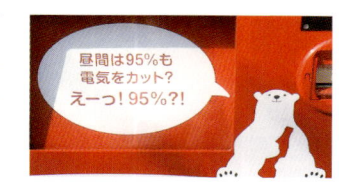

こんな感じで、街中にあるものを、ちょっとだけ演出家の視点で見てみると、なんか自分にも少しくらいできそうな感じがしますよね。おそらく、でしかありませんが、この自販機のセリフを考えた人は、いくつもサンプルを作り、他の人といっしょに考えて最終的にこれを選んでいます（もっと激しいのもきっとあったでしょう……）。

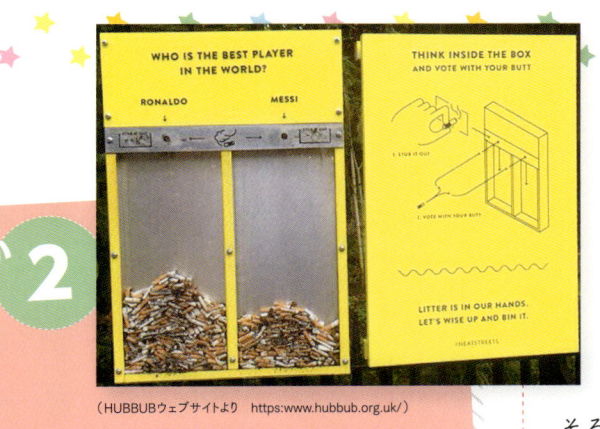

（HUBBUBウェブサイトより　https://www.hubbub.org.uk/）

街なか事例 2

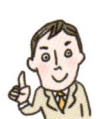

こんなのはどうでしょう。

よく見ると、「Who is the best player in the world?　Ronald / Messi」（ロナウドとメッシ、どっちが世界一のサッカー選手？）と、あります。吸い殻で投票するシステム。これ、落ちてるのを血眼になって探してでも入れたくなりますよね。

下の「ありがち」なのって、もちろんないよりはマシでしょうが、どっちが街をきれいにする効果があるかと言えば、まあ間違いなくロナウド・メッシの方でしょうねえ。日本の自治体だと、上司によっては、「ふざけてるのか？」と叱られるかもしれませんが、そろそろ叱られない時代になってきてるんじゃないでしょうか。「正しくまじめにきちんと」では出せない結果が、期待できるのですから。

自治体でさえ変わる時代、直接的に人を救うお仕事の皆さんが、変わらなくって、どうします？

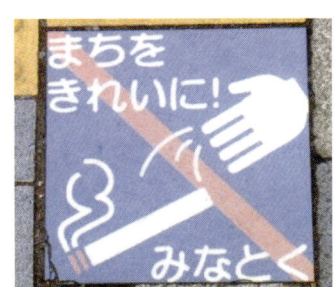

街なか事例 3

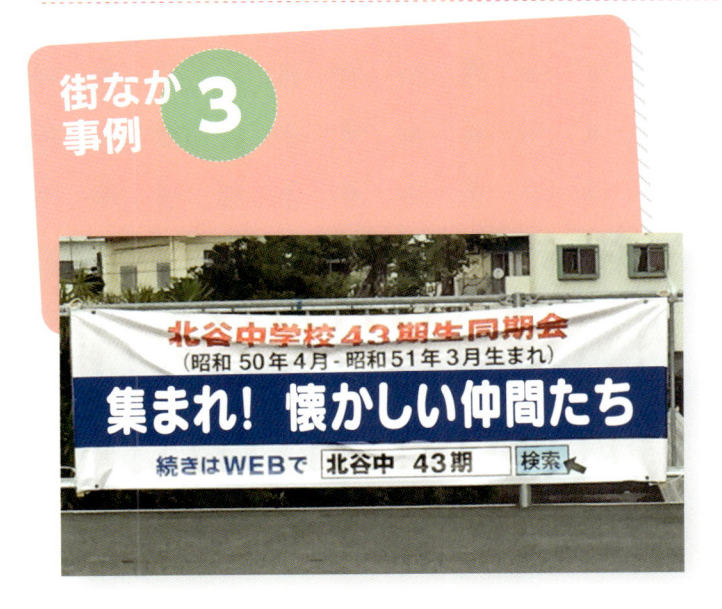

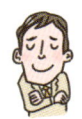

もうひとつ、「やっぱ、ありがちじゃない方がいいじゃん!!」の、すごい例を。沖縄県のある中学校の同窓会のお知らせですね。もちろん、勝手ながら中央のキャッチコピーを、ぼくが「ありがちバージョン」に加工しています。

これ、ホント大好きなんですが、マジすごいんですよ、変化球ぶりが。下に「続きはWEBで」と書いてあるのがミソなんですけど、よその中学だろうが、学年が違ってよう

が、見た人全員がWEBで検索したくなっちゃうような、すごいコピー。そして、この学年は、製作者にひとことモノ申したい一心で、めちゃ集まったことでしょう。まさに、「結果を出す」ために何ができるかの、最強のお手本と言えましょう。それが……。

あ。せっかくなんでもったいつけて、別のページに掲載しちゃおっかな。この本の一番最後、奥付のページをご覧ください。

……どうです？　笑っちゃったでしょ!?　てゆーかしかも!!絶対、行きたくなるでしょ。「誰なんだ!?」感がハゲしく気になっちゃいますもんねえ。

ここまですごいのが一足飛びにできるようになるかというと、皆さんのようなお仕事では、ややハードルが高いでしょう。でも、世の中にはこんな例もあるんだと知ることで、「ちょっとくらい、やっちまってもいいかな」という気持ちはわいたかと思います。そして大事なことは、これが「ウケ狙い精神が強かったから」だけでできたのではないことです。「**結果として何が起きればいいのか。**」……そこから、思いっきり考えたからできたに違いありませんね。

では、歯科の話に戻しましょう。集客効果があると見えて、最近街中の歯医者さん前に急増中の、手書き看板。右の2つのうち、通り掛かった人のぱっと見の印象として、どちらがより効果があると思いますか？　まさに「正しいことをきちんと系」と「ほんわかさわやか系」。どちらでしょう？　……これね、ぼくの研修会で挙手してもらうと、だいたい、3:7か2:8くらいで、「お花見」が勝ちます（男性歯科医は若干、「豆知識派」が多いかな）。でもそれは、研修も終盤に差し掛かった時に聞くからかもしれません。始まってすぐに挙手してもらうと、半々か、もしかすると「豆知識」が勝つかもしれませんね。

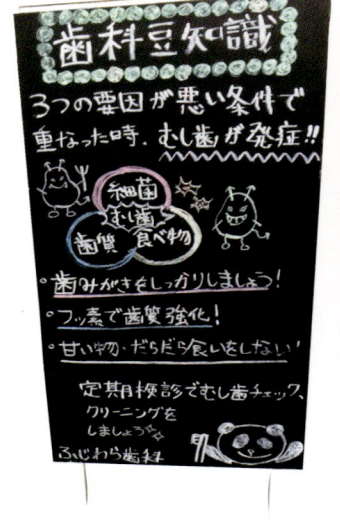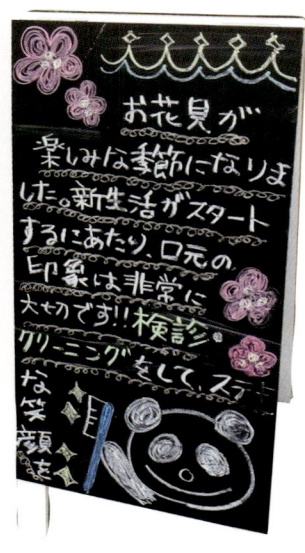

もちろん正解はありません。好みの問題ですから。ただ、通りすがりの**人の好みを常に想像**することが大事なのです。そして、その際には「どんな人の場合はどうなのか」をなるべく具体的に思い描きながら。40代女性なのか60代男性なのか、太ってるのかやせてるのか。独身なのか既婚者なのか。……「誰に」「どうなってほしいのか」という結果から、「伝え方の方法論」を考えていくために、大事なポイントです。よく見るとわかると思いますが、じ

つは同じ人が書いてます。つまり、「手を変え品を変え」が、もっとも正解に近いってことですね。その中から、効果が上がったものを覚えていくことです。

そして、「歯科だから歯科らしくあらねば」、というカチカチの頭をちょっとほぐしていただくために、こんな実例も。どちらも、「これのどこが歯科なんだ？」な内容ですが、じつはこれも、挙手してもらうと案外人気なんですよ。気のいいスタッフがいそうで、親しみが持てますもんね。

この手の画像は、検索すると死ぬほど出てきます。ただ見るんじゃないですよ。そこからあなたなりの思いを巡らせ、仲間の皆さんと話し合って、ガンガン**遊びながら学んでください**。どストレートではない、「変化球」の投げ方を。そうすれば、ここぞ！のタイミングのストレートの力強さも、わかるはずです。
「うち、田舎なんで誰も外を歩いてないし。」
と思った方。ストレートですねえ。これを何にどう応用するかが、楽しみどころじゃないですか！

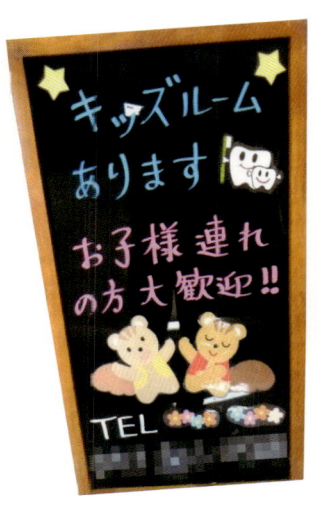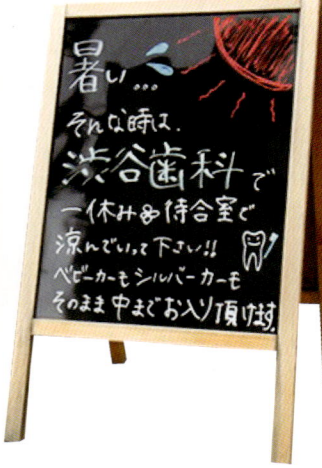

いかがでしょうか。自分の潜在能力を引き出して、世のため人のため院長のため（?）、少しでもスキルアップするヒント、おわかりいただけましたね。「今そこに見えてるものより、**なんかもうちょっと、よくならないかなー？**」これを、「脳内クチグセ」にしてください。何を見てもそう思うこと。単にそれをずっとしてるだけで、あなたはすごいアイデアマン（ウーマン？　ガール？）に間違いなくなれます。これから「糖尿病との関連」も、ますます伝えていかなきゃいけ

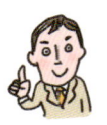

ない。楽しい変化球を、たくさんたくさん投げてください。

ところで。じつはぼく、皆さんがアイデアを出すための「敷居」を低くしたんですよ。「今のままでもいいけど、まだもう少しよくならないかなー？」と、常に思うべき……ということはすなわち、最初っからすごいアイデアなんて出さなくてよいということです。あとで育てりゃいいんだから。それで言うと、よいアイデアを出すための唯一の手段は、「とりあえずアイデアを出す」ってことですね。ガッテンしていただけましたでしょうか!?

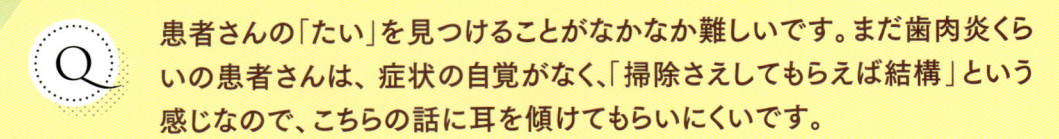

FURTHER QUESTIONS

Q 患者さんの「たい」を見つけることがなかなか難しいです。まだ歯肉炎くらいの患者さんは、症状の自覚がなく、「掃除さえしてもらえば結構」という感じなので、こちらの話に耳を傾けてもらいにくいです。

A 世間話の名人ならば、どこからでも見つけ出せるでしょうが、それまでは「タイ」は見つけるものでなく誘導するもの、と思ってください。

たとえば、「ねーねー、大好物と最後の食事は違うって言うじゃないですかー。人生最後の食事は何が食べたいですか〜？」の話をさんざんします。人によっては「大トロ三昧」だったり「●●のタンシチュー」だったり「おふくろの豚汁」、ある落語家は「あっさりと茶漬け」だったり。そんな雑談で完全に「食べたい」モードにしてから、「その時にこんな歯じゃないといいですね」と超ボロボロの写真を見せるとか。本気で美味しく食ベタイよねー、最後なんだもん……的な。

もっと直接的にいくならば、「メンテの回数減らしタイですか？」とかね。「歯茎が歯にピタッとくっつく秘策があったら知りタイです？」みたいな。

でも、思うんですけど、「掃除さえしてもらえれば」と来てくれるだけで、「銀メダル級」と思っていいんじゃないですか。「あなたに掃除してもらいタイ」を、すでに釣りあげてるんですから。

Q やらされ感が漂っている院内勉強会の雰囲気を打破したい！ みんなを惹きつけつつ、邪道になりすぎない、チームの雰囲気を変える方法はありませんか？

A 勉強会の１コーナーとして、「今月の〇〇大賞!!」を無記名投票で決めるのはどうですか？ 誰だって何かを認められたいし、競争心が働けば勝ちたくもなる。しかも、スタッフさん含め全員にチャンスがある。それでこっそりみんなのモチベーションを高めます。何より、投票＆発表ってだけで単純に楽しめるしね。ネタはなるべくユニークなのを。直接的にいくなら「今月のおもしろ歯科川柳」。小児歯科なら「患者さんのかわいいひとこと大賞」。必ずしも院内に限らなくても、「おもしろそうな歯医者さんのHP見つけました大賞」でも「我が家の脱力エピソード」でもOK。人数が少ないでしょうから、「５点・３点・１点で採点」など、ルール決めも楽しめます。勉強会をいきなりやる気満々に変えるのが難しいなら、コーナーの活気で引きずり上げる。そーゆー作戦です。

チームの雰囲気を変えるのは、結局は人。誰か一人の力でめちゃ変わります。買って出てください、このコーナーの実行委員長を。賞品選定も楽しんでくださいね、院長そそのかして。

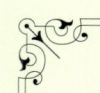

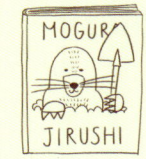

BOOK GUIDE

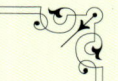

本コーナーでは、本書の内容に関して、
もっと知りたい・学びを深めたいという方のために
幅広く役立つ参考書籍をご紹介します。

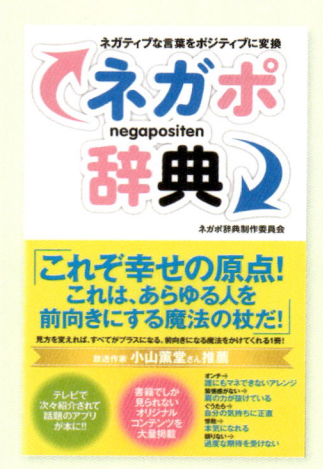

ネガポ辞典
ネガティブな言葉をポジティブに変換

ネガポ辞典制作委員会＝著
2012年／主婦の友社／160ページ（本体1,000円＋税）

"ネガティブな言葉をポジティブに言い換える辞典"という高校生のアイデアによる書。「使う言葉をほんの少し変えれば、『伝わり方』はガラリと変わる。……僕がず～っと言い続けてたことを、知らないところで面白く、めちゃきれいに具体化してくれた辞典。患者さんが聞きたくない言葉を『聞けちゃう言葉』に変えるノウハウ満載……とも言えますが、何よりおもしろい!! 笑えます。そして、元気が出ます。『物は言いよう』という、医療関係者に軽視されがちな大事なことを教えてくれます。無料アプリもあるらしいけど、紙媒体のをおススメしたい（つまらんページもあるけど怒らないでね）」(北折)

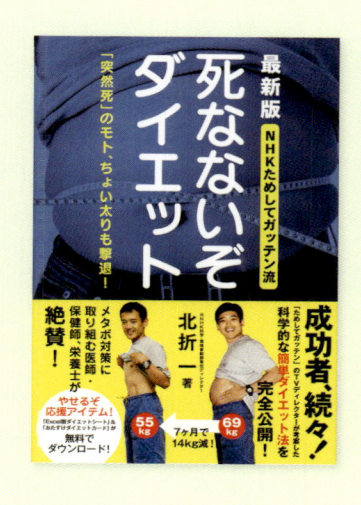

NHKためしてガッテン流
死なないぞダイエット 最新版
「突然死」のモト、ちょい太りも撃退!

北折 一＝著
2009年／KADOKAWA／255ページ／（本体1,200円＋税）

「すみません、『プレゼン』の本は、まだ書いてないので……」という北折センセの著作から2冊。
「メタボ健診が始まったのに全然やせないサラリーマン向けに書いた、超簡単確実ダイエット本です。同じ内容で女性向けに書いた『やせるスイッチ太るスイッチ』(KADOKAWA)と読み比べることによって、『演出家』が『対象者によって伝え方をどう使い分けているか』、ちょー如実に知ることができます。実はこの本で全国の歯医者さんが、結構やせてます」(北折)

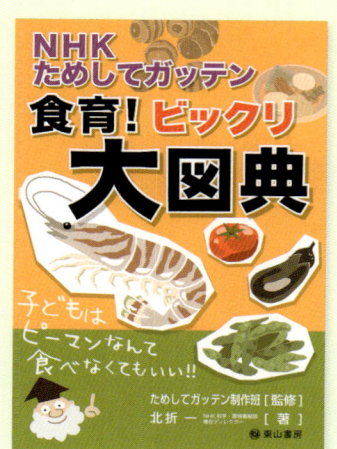

NHKためしてガッテン
食育!ビックリ大図典

NHKためしてガッテン制作班＝監修　北折 一＝著
2009年／東山書房／156ページ（本体1,300円＋税）

「栄養だけに目が行きがちな『食育』を一刀両断!『食感』と『素材そのものの力によるおいしさ』に着目した画期的な本です。歯科関係者が食育を考えると、どうしても『噛み噛みレシピ』に走りがち。でも、それ以前に『噛みたくなる』を大事にしませんか? ガッテン的＝北折的なモノの見方を味わうのに最適!
　なお、近日中に『禁煙＆ダイエット　同時に成功させる本（仮）』と『保健指導、困ったちゃん対策の裏ワザ（仮）』も発刊予定です。乞うご期待!」(北折)

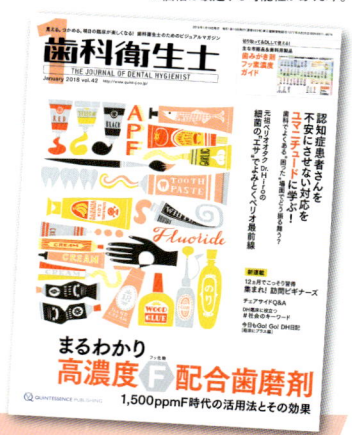
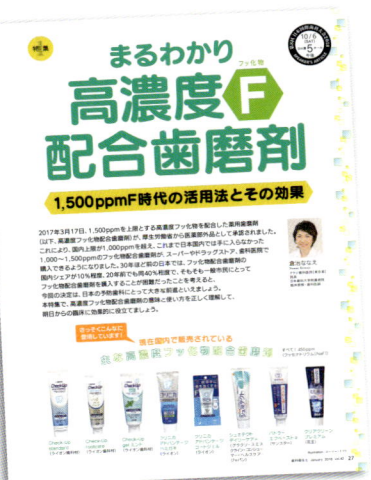
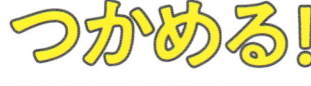
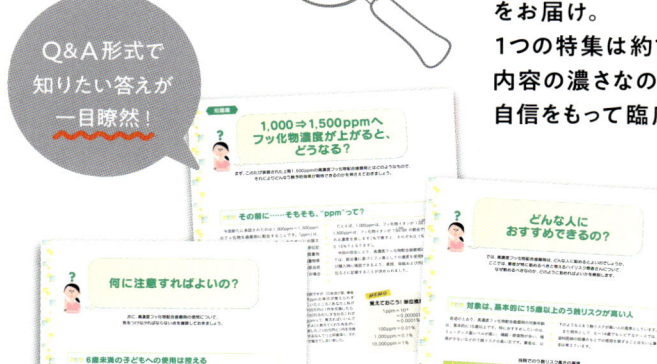
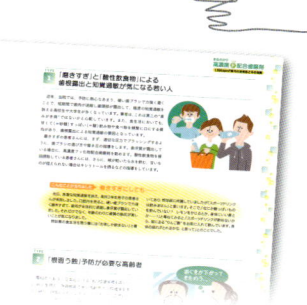
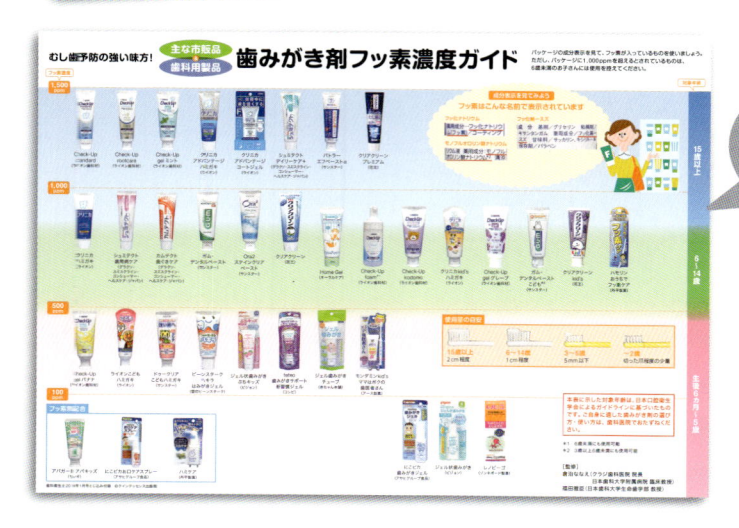
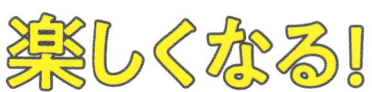
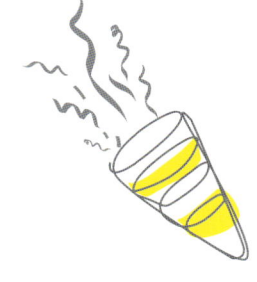

【著者略歴】

北折 一（きたおり・はじめ）

元 NHK 科学・環境番組部専任ディレクター
「ためしてガッテン」演出担当デスク

1987年名古屋大学文学部（社会学専攻）卒業、NHK に入局。静岡放送局などを
経た後、95年より「ためしてガッテン」立ち上げに参加。以来「NHK スペシャル」
1本を除き、丸18年間、一貫してガッテンの制作にあたる。
2000年、マスコミ界初の「消費生活アドバイザー（経済産業大臣認定）」資格取
得。消費者（視聴者）の立場から見て本当に有益・有効な商品（番組）とは何かを
追求し続ける。
2013年、NHK 制作局の方針変更に失望し退職。現在は、おもに健康教育の分
野で講演・執筆活動を行う。
著書に「最新版・死なないぞダイエット」（KADOKAWA）、「食育！ビックリ大
図典」（東山書房）、「死なない！生きかた 〜学校じゃあ教えちゃくれない予防
医療〜」（東京書籍）「ネットで見たけど、これってホント？①〜③健康・食・生
活のメディアリテラシー」（少年写真新聞社）ほか。

【初出一覧】

それがそもそもの間違いだ
「歯科衛生士」2016年 8 月号
説明のプロに聞く！メインテナンスの重要性をわかってもらうには⁉
［前：それがそもそもの間違いだ編］

聞きたいモードの作り方
「歯科衛生士」2016年 9 月号
説明のプロに聞く！メインテナンスの重要性をわかってもらうには⁉
［後：聞きたいモードの作り方編］

変化球のススメ
書き下ろし

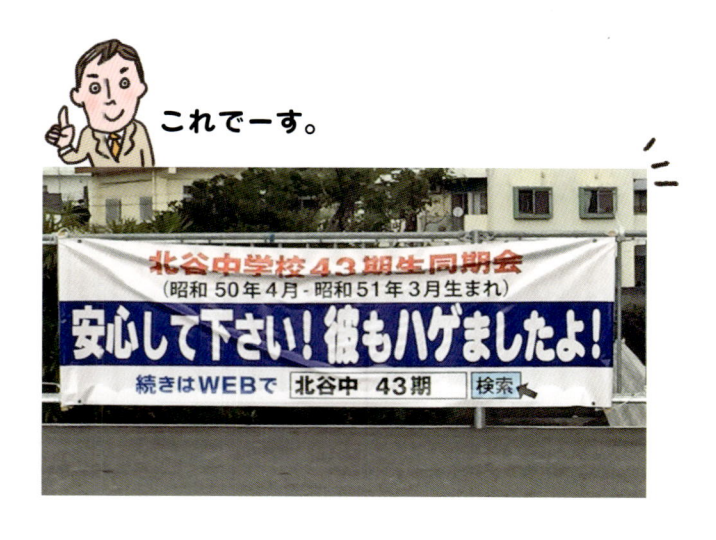

これでーす。

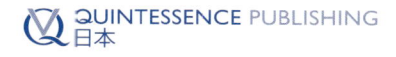

QUINTESSENCE PUBLISHING
日本

歯科衛生士ブックレット Vol.1

説明のプロに聞く！

メインテナンスの重要性をわかってもらうには!?

2018年10月10日　第1版第1刷発行
2019年9月5日　第1版第3刷発行

著　　　者　北折　一

発　行　人　北峯康充

発　行　所　クインテッセンス出版株式会社

　　　　　　東京都文京区本郷3丁目2番6号　〒113-0033

　　　　　　クイントハウスビル　電話(03)5842-2270(代表)

　　　　　　　　　　　　　　　(03)5842-2272(営業部)

　　　　　　　　　　　　　　　(03)5842-2278(編集部)

　　　　　　web page address　https://www.quint-j.co.jp/

印刷・製本　サン美術印刷株式会社